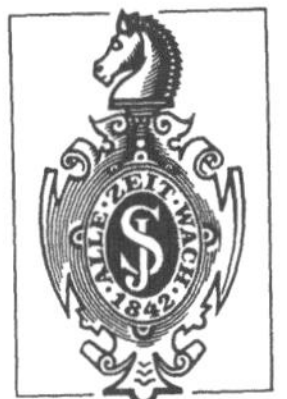

Paul Hermanek Gian P. Marzoli (Hrsg.)

Lokale Therapie des Rektumkarzinoms

Verfahren in kurativer Intention

Mit 38 zum Teil farbigen Abbildungen
und 58 Tabellen

Springer-Verlag
Berlin Heidelberg New York
London Paris Tokyo
Hong Kong Barcelona
Budapest

Professor Dr. Paul Hermanek

Chirurgische Klinik mit Poliklinik
der Universität Erlangen-Nürnberg
Maximiliansplatz
91054 Erlangen

Professor Dr. Gian P. Marzoli

Regionalkrankenhaus Bozen
II. Chirurgische Abteilung
Lorenz-Böhler-Str. 5
39100 Bozen, Italien

ISBN-13: 978-3-540-57368-5   e-ISBN-13: 978-3-642-78606-8
DOI: 10.1007/978-3-642-78606-8

Die Deutsche Bibliothek — CIP-Einheitsaufnahme
Lokale Therapie des Rektumkarzinoms: Verfahren in kurativer
Intention; mit 58 Tabellen/Paul Hermanek; Gian P. Marzoli
(Hrsg.). — Berlin; Heidelberg; New York; London; Paris;
Tokyo; Hong Kong; Barcelona; Budapest: Springer, 1994
   ISBN-13: 978-3-540-57368-5
NE: Hermanek, Paul [Hrsg.]

Satz: K+V Fotosatz GmbH, Beerfelden
24/3130-5 4 3 2 1 0 — Gedruckt auf säurefreiem Papier

Geleitwort

Der internationale Kongreß über „Die lokale Therapie des Karzinoms im unteren und mittleren Rektumdrittel" hat im November 1992 großes Interesse hervorgerufen. Die Arbeiten konnten vor allem auch aufgrund der hervorragenden Vorträge von qualifizierten Referenten aus mehreren Ländern Europas besonders erfolgreich verlaufen. Dieser Erfahrungsaustausch war für Südtirol sehr wertvoll. Wir konnten in den vergangenen Jahren unsere Strukturen und auch die Ausbildung im Bereich Gesundheitswesen ständig verbessern und erweitern. In diesem Rahmen erweisen sich auch die wissenschaftlichen Kontakte unserer Ärzteschaft mit den Kollegen in den Nachbarregionen als sehr notwendig und fruchtbringend.

Wir begrüßen es sehr, daß nun die Ergebnisse der Arbeiten und Beratungen des Kongresses von Meran veröffentlicht und damit einem großen Interessentenkreis zugänglich gemacht werden; dies erleichtert auch eine Fortführung der erarbeiteten Ergebnisse.

Wir möchten uns bei allen Referenten und Teilnehmern für die Mitwirkung an den Kongreßarbeiten herzlich bedanken.

Dr. Luis Durnwalder
Landeshauptmann von Südtirol

Dr. Otto Saurer
L. H. Stellv.-Landesrat
für Gesundheitswesen

Vorwort

Lokale Verfahren zur kurativen Therapie des Rektumkarzinoms werden an manchen Kliniken überhaupt nicht, an manchen nur ganz ausnahmsweise durchgeführt. Offenbar gilt vielfach noch die Assoziation: Karzinom = radikale Resektion. Diese stammt aus Zeiten, in denen nahezu ausschließlich weit fortgeschrittene Tumoren diagnostiziert wurden. In der Zwischenzeit hat sich vieles geändert: Wir diagnostizieren zunehmend frühe Tumorstadien, sorgfältige pathohistologische Studien haben unsere Kenntnisse über die Bedingungen der lymphogenen Metastasierung beträchtlich erweitert, und an verschiedenen Zentren konnte gezeigt werden, daß lokale Therapieverfahren bei sorgfältiger Selektion der Patienten mit frühen Tumorstadien eine durchaus zielführende kurative chirurgische Therapie darstellen. Werden lokale Verfahren aber kritiklos und bei fortgeschrittenen Tumoren oder Tumoren mit aggressivem Verhalten angewandt, sind selbstverständlich schlechte Ergebnisse zu erwarten.

Manche Chirurgen scheuen sich vielfach, den Weg der lokalen Verfahren einzuschlagen. Dafür gibt es mehrere Gründe:
- Früher allgemeingültige Wege zu verlassen, fällt vielen schwer.
- Eine adäquate Selektion der Patienten erfordert eine enge Zusammenarbeit mit dem Pathologen und von diesem spezielle Bearbeitungsverfahren.
- Die Methoden der lokalen Exzision erfordern spezielle Erfahrungen.

Die Situation ähnelt jener beim Mammakarzinom, bei welchem früher auch die radikale, und dann die modifizierte radikale Mastektomie als Standardverfahren galt. Inzwischen hat sich die brusterhaltende Therapie bei entsprechender Selektion weitgehend durchgesetzt, nicht zuletzt auch deshalb, weil das Mammakarzinom heute in früheren Stadien diagnostiziert wird.

Auch beim Rektumkarzinom können wir mit einer zunehmenden zahlenmäßigen Bedeutung der lokalen Therapie rechnen, wenn die zu erwartenden Verbesserungen von Vorsorgeuntersuchungen durch Einsatz molekularpathologischer Methoden zur häufigeren Diagnose früher Rektumkarzinome führen wird.

In dieser Publikation wird der derzeitige Stand der lokalen Therapie des Rektumkarzinoms dargestellt: Onkologische Grundlagen, pathohistologische Erfordernisse, klinische und pathologische Selektionskriterien, Methoden und Ergebnisse werden abgehandelt. Dabei werden die Erfahrungen verschiedener Zentren aus Deutschland, Großbritannien und Italien präsentiert.

Dieser Band wendet sich zunächst an alle Chirurgen und fordert sie auf, sich mit der lokalen Therapie näher zu beschäftigen, um diese Möglichkeit auch zur kurativen Therapie früher Stadien des Rektumkarzinoms mit Courage, aber auch mit der entsprechenden Sorgfalt und Kritik zu nutzen. Darüber hinaus richtet sich das Buch aber auch an alle Ärzte, die Rektumkarzinome diagnostizieren. Diese müssen heute die Möglichkeiten lokaler Therapieverfahren kennen und hierfür geeignet erscheinende Patienten an jene Chirurgen überweisen, die diese Methoden bereits anwenden. Für den Patienten bedeutet die lokale Therapie ein wesentlich weniger eingreifendes Verfahren, das eine gute Lebensqualität mit guten Langzeitergebnissen verbindet und das bei hierfür geeigneten Tumoren einer radikalen Resektion vorzuziehen ist.

Erlangen   F. P. Gall

Danksagung

Im November 1992 fand in Meran ein Internationales Symposium statt, das sich mit den Möglichkeiten der lokalen Therapie des Rektumkarzinoms in kurativer Intention beschäftigte. Theoretische Grundlagen, diagnostische Voraussetzungen, methodische Möglichkeiten, Selektion geeigneter Patienten, Ergebnisse und zukünftige Aspekte dieser noch relativ selten durchgeführten Behandlungsform wurden von hervorragenden Vertretern aus Deutschland, England, Italien und Österreich dargestellt.

Das Symposium stieß bei den teilnehmenden Kollegen aus Deutschland, Italien, Österreich und der Schweiz auf großes Interesse. Mehrfach wurde der Wunsch an die Herausgeber herangetragen, die Vorträge und Diskussionen in erweiterter Form als Buch zugänglich zu machen.

Die Abhaltung des Symposiums in Meran war nur durch die Unterstützung seitens der Südtiroler Landesregierung möglich. Darüber hinaus hat die Südtiroler Landesregierung auch die Herausgabe dieses Buches in großzügiger Weise ermöglicht. Hierfür sind die Herausgeber der Südtiroler Landesregierung zu großem Dank verpflichtet. Die Herausgeber danken auch allen Kollegen, die am Zustandekommen dieses Bandes durch die rechtzeitige Ablieferung ihrer Manuskripte beigetragen haben.

P. Hermanek, Erlangen   G. P. Marzoli, Bozen

Inhaltsverzeichnis

III. Methodische Aspekte

IV. Ergebnisse

V. Zusatztherapie

VI. Zusammenfassung

Mitarbeiterverzeichnis

Barbi, E., Dr. med., Institut für Radiologie, Universität Verona,
Policlinico Borgo Roma, Via delle Menegone 10, I-37134 Verona

Benassutti, C., Dr. med., Institut für chirurgische Pathologie,
Lehrstuhl Allgemeine Chirurgie, Universität Verona,
Policlinico Borgo Roma, Via delle Menegone 10, I-37134 Verona

Bignardi, M., Dr. med., Institut für Strahlentherapie, Universität Brescia,
P.le Spedali Civili 1, I-25125 Brescia

Blasi, G., Dr. med., I. Chirurgische Klinik, Universität La Sapienza,
Policlinico Umberto I., V.le del Policlinico 155, I-00161 Rom

Brozzetti, S., Dr. med., I. Chirurgische Klinik, Universität La Sapienza,
Policlinico Umberto I., V.le del Policlinico 155, I-00161 Rom

Bueß, G., Prof. Dr. med., Chirurgische Universitätsklinik,
Hoppe-Seyler-Str. 3, D-72076 Tübingen

Caruso, M., Dr. med., Institut für Radiologie, Universität Verona,
Policlinico Borgo Roma, Via delle Menegone 10, I-37134 Verona

Catalano, P.L., Dr. med., II. Chirurgische Abteilung, Regionalkrankenhaus,
Böhlerstr. 5, I-39100 Bozen

Cataldi, S., Dr. med., I. Chirurgische Klinik, Universität La Sapienza,
Policlinico Umberto I, V.le del Policlinico 155, I-00161 Rom

Chemello, F., Dr. med., II. Institut für Klinische Chirurgie,
Universität Padua, Via Giustiniani 2, I-35128 Padua

Delaini, G.G., Prof. Dr. med., Institut für Chirurgische Pathologie,
Lehrstuhl Allgemeine Chirurgie, Universität Verona,
Policlinico Borgo Roma, Via delle Menegone 10, I-37134 Verona

Dobrilla, G., Prof. Dr. med., Abteilung für Gastroenterologie,
Regionalkrankenhaus, Böhlerstr. 5, I-39100 Bozen

Facci, E., Dr. med., Institut für Chirurgische Pathologie,
Lehrstuhl Allgemeine Chirurgie, Universität Verona,
Policlinico Borgo Roma, Via delle Menegone 10, I-37134 Verona

Fegitz, G., Prof. Dr. med., I. Chirurgische Klinik, Universität La Sapienza,
Policlinico Umberto I., V.le del Policlinico 155, I-00161 Roma

Felder, M., Dr. med., Abteilung für Gastroenterologie,
Regionalkrankenhaus, Böhlerstr. 5, I-39100 Bozen

Gall, F. P., Prof. Dr. med., Chirurgische Universitätsklinik,
Maximiliansplatz, D-91054 Erlangen

Gozzo, P., Dr. med., I. Chirurgische Klinik, Universität La Sapienza,
Policlinico Umberto I., V.le del Policlinico 155, I-00161 Rom

Guggenmoos-Holzmann, I., Prof. Dr. med.,
Institut für Medizinische Statistik und Biometrie, Klinikum Steglitz,
Freie Universität Berlin, Hindenburgdamm 30, D-12203 Berlin

Hermanek, P., Prof. Dr. med., Chirurgische Universitätsklinik,
Maximiliansplatz, D-91054 Erlangen

Hoffmann, A., Dr. med., Chirurgische Universitätsklinik E,
Maximiliansplatz, D-91054 Erlangen

Indinnimeo, M., Dr. med., I. Chirurgische Klinik, Universität La Sapienza,
Policlinico Umberto I., V.le del Policlinico 155, I-00161 Rom

Köckerling, F., Priv.-Doz., Chirurgische Universitätsklinik,
Maximiliansplatz, D-91054 Erlangen

La Guardia, G., Dr. med., II. Chirurgische Abteilung,
Regionalkrankenhaus, Böhlerstr. 5, I-39100 Bozen

Lise, M., Prof. med., II. Institut für klinische Chirurgie, Universität Padua,
Via Guistiniani 2, I-35128 Padua

Martin, F., Dr. med., II. Chirurgische Abteilung, Regionalkrankenhaus,
Böhlerstr. 5, I-39100 Bozen

Marzoli, G. P., Prof. Dr. med., II. Chirurgische Abteilung,
Regionalkrankenhaus, Böhlerstr. 5, I-39100 Bozen

Mayr, O., Dr. med., Intensivstation, Regionalkrankenhaus, Böhlerstr. 5,
I-39100 Bozen

Mentges, B., Dr. med., Chirurgische Universitätsklinik, Hoppe-Seyler-Str. 3,
D-72076 Tübingen

Minniti, S., Dr. med., Institut für Radiologie, Universität Verona,
Policlinico Borgo Roma, Via delle Menegone 10, I-37134 Verona

Nicholls, R. J., Dr. med., Consultant Surgeon, St Mark's Hospital,
City Road, GB-London EC1V 2PS

Nifosi, F., Dr. med., Institut für Chirurgische Pathologie,
Lehrstuhl Allgemeine Chirurgie, Universität Verona,
Policlinico Borgo Roma, Via delle Menegone 10, I-37134 Verona

Pilati, P. L., Dr. med., II. Institut für Klinische Chirurgie,
Universität Padua, Via Giustiniani 2, I-35100 Padua

Pistolesi, G. F., Prof. Dr. med., Institut für Radiologie, Universität Verona,
Policlinico Borgo Roma, Via delle Menegone 10, I-37134 Verona

Pratti, G., Dr. med., Institut für Chirurgische Pathologie,
Lehrstuhl Allgemeine Chirurgie, Universität Verona,
Policlinico Borgo Roma, Via delle Menegone 10, I-37134 Verona

Pucciarelli, E., Dr. med., II. Institut für Klinische Chirurgie,
Universität Padua, Via Giustiniani 2, I-35100 Padua

Riedler, L., Prof. Dr. med., Chirurgische Abteilung,
Krankenhaus Dornbirn, Lustenauer Str. 4, A-6850 Dornbirn

Schneider, C., Dr. med., Chirurgische Universitätsklinik, Maximiliansplatz,
D-91054 Erlangen

Schneider, I., Dr. med., Chirurgische Universitätsklinik, Maximiliansplatz,
D-91054 Erlangen

Segato, G., Prof. Dr. med., II. Institut für Klinische Chirurgie,
Universität Padua, Via Giustiniani 2, I-35100 Padua

Serio, G., Prof. Dr. med., Institut für Chirurgische Pathologie,
Lehrstuhl Allgemeine Chirurgie, Universität Verona,
Policlinico Borgo Roma, Via delle Menegone 10, I-37134 Verona

Staimmer, D., Dr. med., Abteilung für Anal- und Rektumchirurgie,
I. Chirurgische Abteilung, Städtisches Krankenhaus München-Neuperlach,
Oskar-Maria-Graf-Ring 51, D-81737 München

Thaler, K., Dr. med., Chirurgische Universitätsklinik, Maximiliansplatz,
D-91054 Erlangen

Thaler, W., Dr. med., II. Chirurgische Abteilung, Regionalkrankenhaus,
Böhlerstr. 5, I-39100 Bozen

Toppan, P., Dr. med., II. Institut für Klinische Chirurgie,
Universität Padua, Via Giustiniani 2, I-35100 Padua

Zanon, P., Dr. med., Intensivstation, Regionalkrankenhaus, Böhlerstr. 5,
I-39100 Bozen

Zanza, A., Dr. med., Institut für Chirurgische Pathologie,
Lehrstuhl Allgemeine Chirurgie, Universität Verona,
Policlinico Borgo Roma, Via delle Menegone 10, I-37134 Verona

I. Allgemeines

Einführung und Nomenklatur

P. Hermanek und G. P. Marzoli

Dieser Band beschäftigt sich mit den Möglichkeiten einer kurativen Behandlung invasiver Karzinome des unteren und mittleren Rektumdrittels durch endoskopische Polypektomie und lokale Exzision.

Als *invasive Karzinome* gelten im Kolon und Rektum nur solche epitheliale maligne Tumoren, die die Submukosa infiltrieren und damit metastasierungsfähig sind [2, 4, 8]. Es handelt sich also um pT1-Tumoren oder weiter fortgeschrittene Tumoren im Sinne der gültigen TNM-Klassifikation [1, 5, 6]. Ausgeschlossen sind das sog. Carcinoma in situ, das präinvasive Karzinom und die schwere oder hochgradige Dysplasie.

Für die *Einteilung in Rektumdrittel* ist die Messung der Entfernung des unteren (distalen, analen) Tumorrandes von der Anokutanlinie mit Hilfe des starren Rektosigmoidoskops maßgebend [3]. Entsprechend den Richtlinien der Arbeitsgemeinschaft Deutscher Tumorzentren (ADT) [9] gilt dabei die in Tabelle 1 wiedergegebene Einteilung.

Die *Operationsmethoden* werden entsprechend dem Internationalen Dokumentationssystem für kolorektale Karzinome (IDS for CRC) [3] wie folgt unterteilt:

1. Lokale Therapie
- Elektrokoagulation
- Lasertherapie
- Kryotherapie
- Endoskopische Polypektomie
- Submuköse Exzision
- Vollwandexzision (disc excision).

Submuköse Exzision und Vollwandexzision werden als „lokale Exzision" zusammengefaßt.

Tabelle 1. Einteilung des Rektums in Rektumdrittel

Entfernung des unteren Tumorrandes von der Anokutanlinie gemessen mit dem starren Rektosigmoidoskop	Unterteilung des Rektums
<7,5 cm	Unteres Drittel
7,5 bis <12 cm	Mittleres Drittel
12 bis 16 cm	Oberes Drittel

2. Limitierte Resektion, d. h. Entfernung des Tumors durch Darmresektion mit begrenzter oder ohne regionale Lymphadenektomie.

3. Radikale Resektion, d. h. Darmresektion mit systematischer („formal") regionärer Lymphadenektomie.

Eine *Behandlung in kurativer Intention* ist eine Therapie, bei der das Ziel darin besteht, sämtliches im Organismus erkennbares Tumorgewebe zu beseitigen und damit eine Situation zu schaffen, in der sich nach Abschluß der Therapie kein Residualtumor mehr nachweisen läßt. Erst die sich an die Tumorentfernung anschließende definitive Residualtumor-(R-)Klassifikation zeigt dann, ob die Behandlung in kurativer Intention auch tatsächlich eine kurative Behandlung war.

Eine *kurative Behandlung* ist definiert als eine Behandlung, bei deren Abschluß die Residualtumor-(R-)Klassifikation R0 = kein Residualtumor ergibt.

Die *Residualtumor-(R-)Klassifikation* der UICC und des AJCC [1, 5, 6] beschreibt den Tumorstatus nach erfolgter Therapie. Sie spiegelt das Ergebnis der Behandlung wider, beeinflußt das weitere therapeutische Vorgehen (postoperative Strahlen- und/oder Chemotherapie, Sekundäroperation) und liefert entscheidende Aussagen zur Prognose. Hierbei werden folgende Kategorien verwendet:

R0: Kein Residualtumor
R1: Mikroskopischer Residualtumor
R2: Makroskopischer Residualtumor.

Die Definition von R0 (kein Residualtumor) ist natürlich nur eine Kurzformel; tatsächlich bedeutet R0, daß Residualtumor mit den verfügbaren diagnostischen Methoden nicht bestimmbar ist. Daher schließt R0 nicht bestimmbaren Residualtumor nicht aus, der dann Ausgangspunkt für lokoregionäre Rezidive oder Fernmetastasen sein kann.

Die R-Klassifikation bezieht sich sowohl auf den Primärtumor und das regionäre Lymphabflußgebiet (lokoregionäre Situation) als auch auf Fernmetastasen [7]. Die R-Klassifikation kann nach chirurgischer Therapie nur im Zusammenwirken von Chirurgen und Pathologen erfolgen. Der Chirurg beurteilt zunächst, ob nach Beendigung der Operation Residualtumor lokoregionär oder in Form von nicht entfernten Fernmetastasen zurückgelassen wurde. Bei vom Chirurgen makroskopisch festgestelltem Residualtumor sollte dieser — wann immer möglich — durch Biopsie mikroskopisch (histologisch oder zytologisch) bestätigt werden. Wenn der Chirurg aufgrund seiner makroskopischen Befunde die Meinung vertritt, daß kein Residualtumor zurückgeblieben ist, muß dies durch den Pathologen bestätigt werden. Grundlage hierfür ist die histologische Untersuchung der Resektionsränder des Operationspräparates. Die endgültige Entscheidung, ob Residualtumor zurückgelassen wurde oder nicht, berücksichtigt das Ergebnis der Untersuchung der Resektionsränder.

Literatur

1. American Joint Committee on Cancer (AJCC) (1992) Manual for staging of cancer, 4th edn (eds: Beahrs OH, Henson DE, Hutter RVP, Kennedy BJ). Lippincott, Philadelphia
2. Fenoglio-Preiser CM (1985) The distribution of large intestinal lymphatics: relationship to risk of metastasis from carcinomas of the large intestine. In: Fenoglio-Preiser CM, Rossini FP (eds) Adenomas and adenomas containing carcinoma of the large bowel: advances in diagnosis and therapy: Cortina International, Verona. Raven, New York
3. Fielding LP, Arsenault PA, Chapuis PH, Dent O, Gathright B, Hardcastle JD, Hermanek P, Jass JR, Newland RC (1991) Clinicopathological staging for colorectal cancer: An International Documentation System (IDS) and an International Comprehensive Anatomical Terminology (ICAT). J Gastroenterol Hepatol 6:325–344
4. Hermanek P (1990) Malignant polyps – Pathological factors governing clinical management. Curr Top Pathol 81:277–293
5. Hermanek P, Sobin LH (eds) (1992) UICC 1992. TNM classification of malignant tumours, 4th edn, 2nd revision 1992. Springer, Berlin Heidelberg New York Tokyo
6. Hermanek P, Scheibe O, Spiessl B, Wagner G (Hrsg) (1993) UICC 1993. TNM Klassifikation maligner Tumoren, 4. Aufl., 2. Revision 1992. Springer, Berlin Heidelberg New York Tokyo
7. Hermanek P, Henson DE, Hutter RVP, Sobin LH (eds) (1993) UICC 1993. TNM Supplement 1993. A commentary on uniform use. Springer, Berlin Heidelberg New York Tokyo
8. Jass JR, Sobin LH (1989) Histological typing of intestinal tumours, 2nd edn. WHO International Histological Classification of Tumours. Springer, Berlin Heidelberg New York Tokyo
9. Wagner G, Hermanek P (1994) Organspezifische Tumordokumentation. Springer, Berlin Heidelberg New York Tokyo (in Druck)

Onkologische und histopathologische Grundlagen einer lokalen Therapie in kurativer Intention

P. Hermanek

Aus onkologischer Sicht ist eine Entfernung eines Karzinoms ohne systematische regionäre Lymphadenektomie als Therapie in kurativer Intention immer dann gerechtfertigt, wenn das Risiko bereits bestehender regionärer Lymphknotenmetastasen geringer ist als das Risiko der Operationsletalität bei radikaler Resektion [13–15, 17, 19].

Gute Ergebnisse einer lokalen Therapie sind nur dann zu erwarten, wenn die Patienten hierzu sorgfältig selektioniert werden. Bei dieser Selektion ist im Hinblick auf optimale onkologische Ergebnisse folgendes zu berücksichtigen:

- die Schätzung der Wahrscheinlichkeit bereits bestehender regionärer Lymphknotenmetastasen,
- die Schätzung des Operationsrisikos bei lokaler Therapie und bei radikaler Resektion.

Dies kann schematisch in Form einer „Entscheidungswaage" dargestellt werden (Abb. 1, S. 8).

Bei der Differentialindikation zwischen lokaler Therapie und radikaler Resektion sind natürlich auch *klinische Gesichtspunkte* wie die Möglichkeit der Sphinktererhaltung bei radikaler Resektion und die Notwendigkeit einer engmaschigeren Nachsorge bei lokaler Therapie mit zu erwägen. Letztere ergibt sich aus der Tatsache, daß bei lokaler Therapie etwas häufiger lokoregionäre Rezidive gesehen werden, die aber bei engmaschiger Nachsorge in der Regel in einem so frühen Stadium erkannt werden, daß sie dann noch durch radikale Resektion (sekundär) kurativ behandelt werden können [6, 7]. Generell müssen die Probleme mit dem Patienten besprochen werden, ganz besonders dann, wenn die bei radikaler Resektion zu erwartende Operationsletalität in etwa der Wahrscheinlichkeit bereits bestehender Lymphknotenmetastasen entspricht [7].

Einflußfaktoren für die lymphogene Metastasierung des Rektumkarzinoms

Aufgrund der Analyse des Erlanger Krankengutes (Erlanger Krebszentrum, Erlangen Cancer Center, ECC) konnte gezeigt werden [7, 16, 19, 20], daß die lymphogene Metastasierung kolorektaler Karzinome in erster Linie von der In-

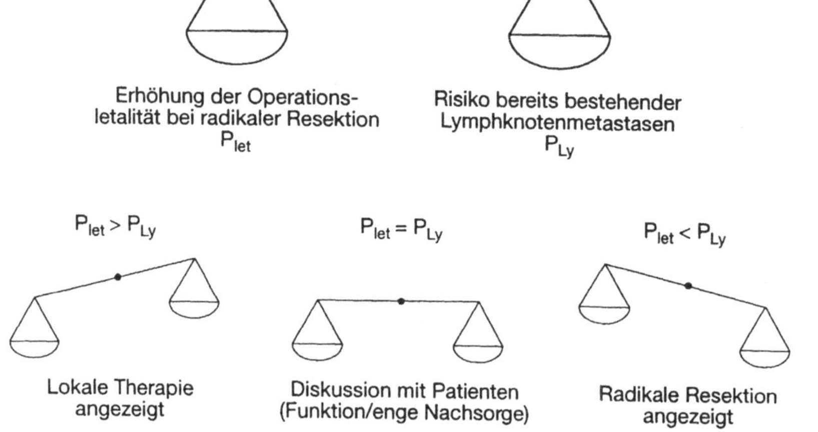

Abb. 1. „Entscheidungswaage" zur Differentialindikation zwischen lokaler Therapie und radikaler Resektion zur kurativen Behandlung

filtrationstiefe des Primärtumors, vom histologischen Differenzierungsgrad und vom Fehlen oder Vorhandensein einer Lymphgefäßinvasion abhängt.

In Abb. 2 ist die Abhängigkeit der lymphogenen Metastasierung von der Infiltrationstiefe des Primärtumors dargestellt; Tabelle 1 zeigt den Einfluß des histologischen Differenzierungsgrades und der Lymphgefäßinvasion.

Für die klinische Praxis haben wir vor Jahren [11, 12] zur Charakterisierung des Risikos für lymphogene Metastasierung aufgrund der Histomorphologie des Primärtumors den Begriff „Low-risk" und „High-risk-Histologie"

Tabelle 1. Häufigkeit lymphogener Metastasierung bei Rektumkarzinom in Abhängigkeit von Differenzierungsgrad und Lymphgefäßinvasion. Ergebnisse der histopathologischen Untersuchung von Präparaten nach kurativer radikaler Resektion (R0). (Erlanger Tumorzentrum bzw. Chirurgische Universitätsklinik Erlangen 1969 – 1989)

Patientenuntergruppen		n	davon mit Lymph-knotenmetastasen
Differenzierungsgrad nach WHO [22]	G1, gut differenziert	263	58 (22,1%)
	G2, mäßig differenziert	1196	496 (41,5%)
	G3, 4, schlecht differenziert oder undifferenziert (high grade)	252	194 (77,0%)
Lymphgefäßinvasion [20a, b]	L0, keine Lymphgefäßinvasion	1070	251 (23,5%)
	L1, Lymphgefäßinvasion	627	491 (78,3%)
Zusammenfassende Risikobeurteilung [11, 12] [a]	Low-risk-Histologie	1005	226 (22,5%)
	High-risk-Histologie	683	514 (75,3%)

[a] Low-risk-Histologie: G1, 2 *und* L0, High-risk-Histologie: G3, 4 *oder* L1.

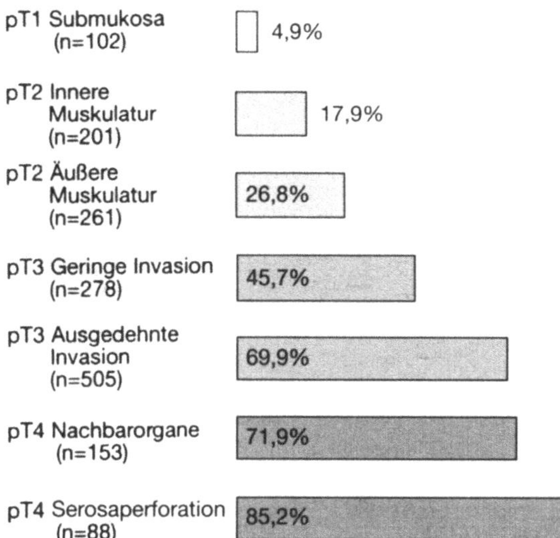

Abb. 2. Häufigkeit regionärer Lymphknotenmetastasen beim Rektumkarzinom in Abhängigkeit von der Invasionstiefe. Ergebnisse der histologischen Untersuchung von Präparaten nach kurativer radikaler Resektion (R0). Die geringe Invasion des perirektalen Gewebes bzw. der Subserosa ist definiert als histologische Invasion nicht weiter als 1 mm jenseits der äußeren Grenze der Muscularis propria. (Daten des Erlanger Tumorzentrums bzw. der Chirurgischen Universitätsklinik Erlangen 1969–1990)

eingeführt. Von „low risk" im Hinblick auf die lymphogene Metastasierung wird dann gesprochen, wenn es sich um Adenokarzinome oder muzinöse Adenokarzinome handelt, die Grad 1 oder 2 (low grade) aufweisen und keine Lymphgefäßinvasion zeigen. Demgegenüber werden als „High-risk-Tumoren" solche bezeichnet, die entweder Grad 3 oder 4 (high grade) zeigen oder bei denen histologisch zweifelsfrei eine Lymphgefäßinvasion nachweisbar ist. Diese Definition hat sich weitgehend durchgesetzt [4].

Als *Grad 3* werden *Adenokarzinome* eingeordnet, bei denen Drüsenbildung oder Verschleimung nur geringgradig erkennbar sind (Abb. 3, S. 10). Dabei werden die Bezirke am infiltrierenden Tumorrand nicht berücksichtigt. Wenn Adenokarzinome teils gut oder mäßig, teils aber schlecht differenzierte Areale zeigen, wird der Tumor als G3 klassifiziert [17, 22]. Bei *muzinösen Adenokarzinomen* wird G3 diagnostiziert, wenn kleine unregelmäßige Tumorzellnester von reichlich Schleim umgeben werden oder wenn Siegelringzellen nachweisbar sind [17, 22]. *Siegelringzellkarzinome* (Tumoren, die zu mehr als 50% aus Siegelringzellen bestehen) werden stets als G3 eingestuft. *Kleinzellige Karzinome* (Tumoren, die in Histologie, biologischem Verhalten und Histochemie den kleinzelligen Lungenkarzinomen entsprechen) und *undifferenzierte Karzinome* (epitheliale maligne Tumoren ohne drüsige Strukturen und ohne sonstige Merkmale, die eine bestimmte Differenzierung anzeigen) werden stets als G4 klassifiziert.

Bei der Diagnose einer Lymphgefäßinvasion sind strenge Kriterien anzulegen. Nur der Nachweis von Tumorzellen in endothelausgekleideten Hohlräumen ohne muskuläre Elemente in deren Wand gilt als Lymphgefäßinvasion (Abb. 4, S. 10). Werden diese Kriterien nicht eingehalten, besteht die Gefahr, Artefakte

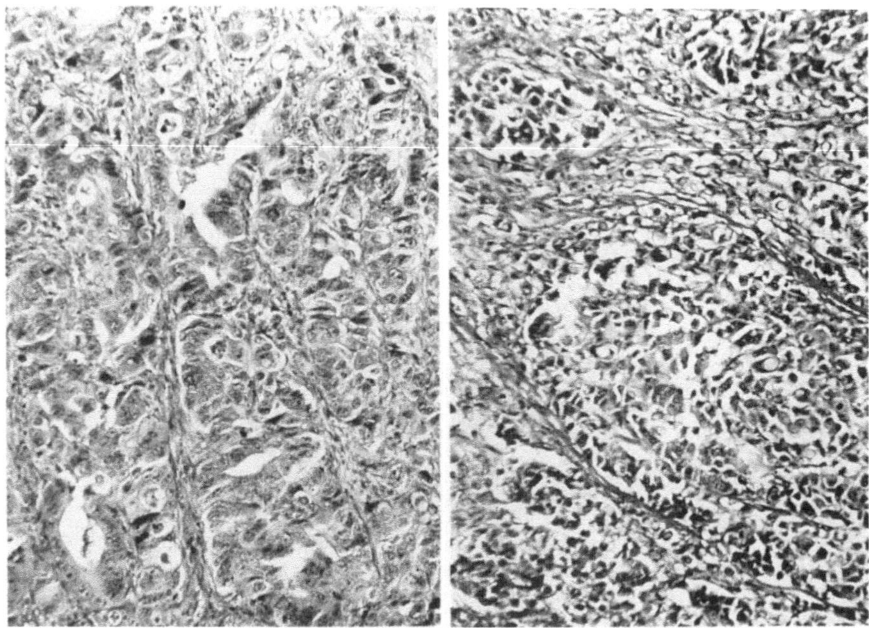

Abb. 3. Schlecht differenziertes Adenokarzinom (G3) [17]

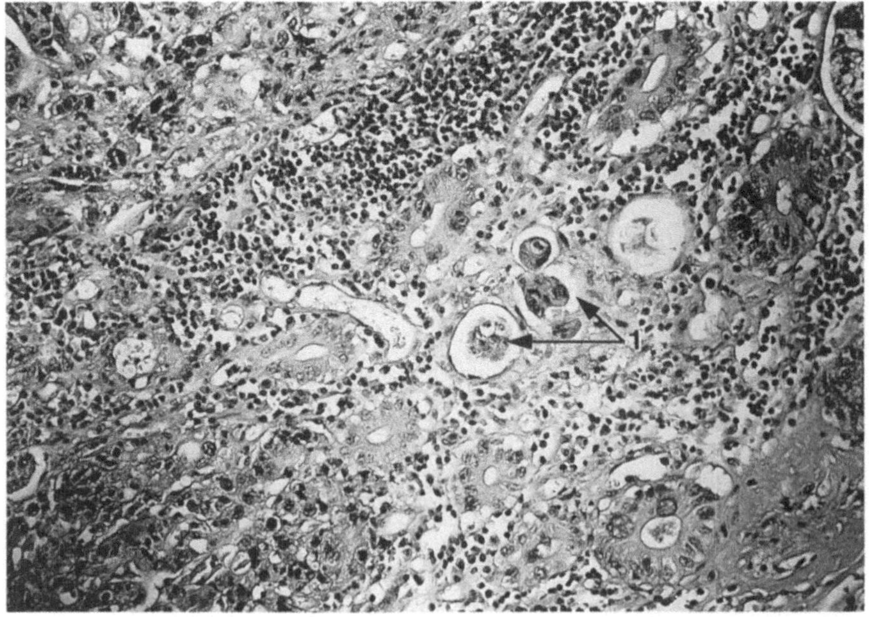

Abb. 4. Lymphgefäßinvasion. Histologischer Nachweis von Tumorzellen in endothelausgekleideten Hohlräumen ohne muskuläre Elemente in dessen Wand (*1*) [17]

Tabelle 2. Korrelationen zwischen Differenzierungsgrad, Lymphgefäßinvasion und Infiltrationstiefe. (Erlanger Tumorzentrum bzw. Chirurgische Universitätsklinik Erlangen 1969 – 1989)

Differenzierungsgrad	n	Davon mit Lymphgefäß-invasion (L1)
G1	263	24 (9,1%)
G2	1196	418 (34,9%)
G3, 4	252	185 (73,4%)

Invasionstiefe	Low-risk-Histologie ($n = 712$)	High-risk-Histologie ($n = 524$)
pT1, Submukosa	74 (10,4%)	22 (4,2%)
pT2, innere Muskulatur	143 (20,1%)	45 (8,6%)
pT2, äußere Muskulatur	199 (27,9%)	39 (7,4%)
pT3, geringgradig[a]	128 (18,0%)	112 (21,4%)
pT3, ausgedehnt oder pT4	168 (23,6%)	306 (58,4%)

[a] Die geringgradige Invasion des perirektalen Gewebes bzw. der Subserosa ist definiert als histologische Invasion nicht mehr als 1 mm jenseits der äußeren Grenze der Muscularis propria.

durch stärkere Schrumpfung bei rascher und brüsker Paraffineinbettung oder Veneninvasion mit einer Lymphgefäßinvasion zu verwechseln.

Zwischen Differenzierungsgrad und Lymphgefäßinvasion bestehen Korrelationen, ebenso zwischen der Art der Histologie (low risk, high risk) und der Infiltrationstiefe (Tabelle 2).

Es ist natürlich auch zu diskutieren, ob auch andere bei der histologischen Untersuchung des Primärtumors feststellbare Merkmale einen Einfluß auf die Wahrscheinlichkeit bereits bestehender Lymphknotenmetastasen ausüben. Am Erlanger Krankengut ergaben sich diesbezüglich keine weiteren signifikanten Beziehungen, so daß wir für die Schätzung des Risikos bereits bestehender Lymphknotenmetastasen bisher ausschließlich die Infiltrationstiefe und die histologische Tumorbeschaffenheit in Form von Low-risk- und High-risk-Histologie als maßgeblich ansehen. Die Abb. 5 (S. 12) zeigt die Häufigkeit der lymphogenen Metastasierung in Abhängigkeit von diesen beiden entscheidenden Faktoren.

Eine Analyse des Krankengutes der Deutschen Multizenterstudie über kolorektale Karzinome (Studiengruppe Kolorektales Karzinom, SGKRK) mit modernen biometrischen Methoden unter Anwendung multivariater Verfahren (s. Beitrag Guggenmoos-Holzmann u. Hermanek, S. 15) führte zu ähnlichen Ergebnissen.

Als Einflußfaktoren für lymphogene Metastasierung sind Invasionstiefe, Differenzierungsgrad und Lymphgefäßinvasion heute von der großen Mehrzahl aller Autoren anerkannt (Literatur bei [4, 17]). Gegen die Mitberücksichtigung der Lymphgefäßinvasion wird am St. Mark's Hospital eingewandt, daß die histologische Diagnose nicht hinreichend zuverlässig sei, und dieses Kriteri-

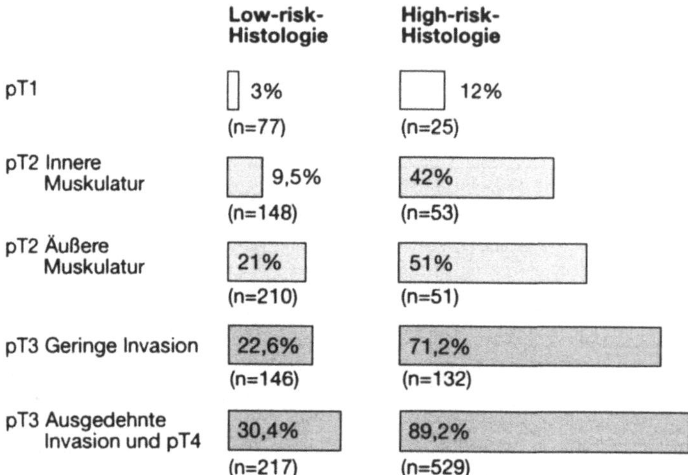

Abb. 5. Häufigkeit regionärer lymphogener Metastasierung beim Rektumkarzinom in Abhängigkeit von Histomorphologie und Invasionstiefe. Nur radikale Resektionen R0. (Daten des Erlanger Tumorzentrums bzw. der Chirurgischen Universitätsklinik Erlangen 1969–1990)

um wird dort nicht mitbenutzt [8, 22a, 24]. Demgegenüber sind viele amerikanische Autoren und wir selbst der Meinung, daß der histologische Nachweis einer Lymphgefäßinvasion, nach strengen Kriterien diagnostiziert (s. S. 9), von entscheidender Bedeutung für die Schätzung des Risikos der lymphogenen Metastasierung ist. In einer diesbezüglichen Literaturübersicht von Coverlizza et al. [4] fanden sich bei 12 von 47 (25,5%) Adenomen mit pT1-Karzinomen mit Lymphgefäßinvasion regionäre Lymphknotenmetastasen. Die Erlanger Zahlen (Tabelle 2, Abb. 5) und jene der SGKRK-Studie (s. Beitrag Guggenmoos-Holzmann u. Hermanek, S. 15) liegen in gleicher Größenordnung. Vereinzelt finden sich im Schrifttum auch Berichte über den Einfluß weiterer Merkmale des Primärtumors auf die lymphogene Metastasierung; so werden Tumorgröße [21, 27], Schleimbildung [3, 23], Veneninvasion [25], sowie früher auch das Vorhandensein von Adenomresten angegeben. Diese Beobachtungen konnten jedoch an größeren Serien nicht reproduziert werden [1, 2, 4, 9, 17].

Auch die nähere Unterteilung der Infiltration der Submukosa bei Polypen in 4 Level [10] ist nach unseren Erfahrungen und auch nach den Daten von Cranley et al. [5] ohne praktische Bedeutung. Entscheidend ist diesbezüglich die Vollständigkeit der Entfernung und nicht, ob der Tumor nur in die Submukosazone des Polypenkopfes oder -stieles oder auch in die Submukosa der Darmwand infiltriert.

Slisow et al. [26] haben eine Methode für die Berechnung der Wahrscheinlichkeit der lymphogenen Metastasierung aufgrund von 7 verschiedenen Parametern angegeben. Berücksichtigt werden neben Invasionstiefe und Differenzierungsgrad auch der makroskopische Tumortyp, der histologische Tumortyp

(Schleimbildung), die Tumorgröße, die lymphozytäre Stromainfiltration und die Lymphozytenzahl im Blut. Dies bringt aber keinerlei Vorteile, da der negative Prädiktivwert bei dieser Methode nur 80% beträgt [18] (s. auch Beitrag Hermanek u. Marzoli, S. 82).

Literatur

 1. Brodsky JT, Richard GK, Cohen AM, Minsky BD (1992) Variables correlated with the risk of lymph node metastasis in early rectal cancer. Cancer 69:322−326
 2. Brown MT, Luna-Perez P, Petrelli N, Herrera L (1992) Factors associated with nodal involvement of rectal adenocarcinomas. Surg Oncol Clin North Am 1:25−38
 3. de Cosse JJ, Wong RJ, Quan SHQ, Friedman NB, Sternberg SS (1989) Conservative treatment of distal rectal cancer by local excision. Cancer 63:219−223
 4. Coverlizza S, Risio M, Ferrari A, Fenoglio-Preiser CM, Rossini F (1989) Colorectal adenomas containing invasive carcinoma. Pathologic assessment of lymph node metastatic potential. Cancer 64:1937−1947
 5. Cranley JP, Petras RE, Carey WD, Paradis K, Sivak MV (1986) When is endoscopic polypectomy adequate therapy for colonic polyps containing invasive carcinoma? Gastroenterology 91:419−427
 6. Gall FP, Hermanek P (1988) Local excision of cancer of the rectum. Surg Clin North Am 68:1353−1365
 7. Gall FP, Hermanek P (1992) Update of the German experience with local excision of rectal cancer. Surg Oncol Clin North Am 1:99−109
 8. Geraghty JM, Williams CB, Talbot IC (1991) Malignant colorectal polyps: venous invasion and successful treatment by endoscopic polypectomy. Gut 32:774−778
 9. Graham RA, Garnsey L, Jessup JM (1990) Local excision of rectal carcinoma. Am J Surg 160:306−312
10. Haggitt RC, Glotzbach RE, Soffer EE, Wruble LD (1985) Prognostic factors in colorectal carcinomas arising in adenomas; implications for lesions removed by endoscopic polypectomy. Gastroenterology 89:328−336
11. Hermanek P (1977) On the diagnosis of colorectal polyps. Beitr Pathol 161:203−205
12. Hermanek P (1978) A pathologist's point of view on endoscopically removed polyps of colon and rectum. Acta Hepatogastroenterol 25:169−170
13. Hermanek P (1979) Operative endoscopy as curative therapy for early stages of gastrointestinal cancer. In: Demling L, Koch H (eds) Operative endoscopy − past and future. Schattauer, Stuttgart New York
14. Hermanek P (1982) Early stages of colorectal carcinoma: morphology, clinical aspects and prognosis. Clin Oncol 1:587−598
15. Hermanek P (1983) Polypectomy in the colorectum. Histological and oncological aspects. Endoscopy 15 [Suppl]:158−161
16. Hermanek P (1989) Chirurgische Pathologie der regionären Lymphknotenmetastasen und der Fernmetastasen. In: Rothmund M (Hrsg) Metastasenchirurgie. Pathologie − bildgebende Diagnostik − Indikation − Verfahrenswahl. Thieme, Stuttgart New York
17. Hermanek P (1990) Malignant polyps − Pathological factors governing clinical management. Curr Top Pathol 81:277−293
18. Hermanek P (1993) Kommentar auf Anforderung der Schriftleitung zum Beitrag „Perioperative klinisch-pathomorphologische Beurteilung des pararektalen Lymphknotenstatus und ihr Beitrag zur definitiven Entscheidung für eine lokale Exstirpation des Rektumkarzinoms". Zentralbl Chir 118:202−204
19. Hermanek P, Gall FP (1986) Early (microinvasive) colorectal carcinoma: Pathology, diagnosis, surgical treatment. Int J Colorect Dis 1:79−84

20.   Hermanek P, Giedl J (1988) Neues aus der chirurgischen Pathologie des kolorektalen Karzinoms. Wien Med Wochenschr 138:292–296

20a. Hermanek P, Sobin LH (eds) (1992) UICC 1992. TNM classification of malignant tumours, 4th edn, 2nd revision 1992. Springer, Berlin Heidelberg New York Tokyo

20b. Hermanek P, Scheibe O, Spiessl B, Wagner G (Hrsg) (1993) UICC 1993. TNM-Klassifikation maligner Tumoren, 4. Aufl., 2. Revision 1992. Springer, Berlin Heidelberg New York Tokyo

21.   Hojo K, Koyama Y, Moriya Y (1982) Lymphatic spread and its prognostic value in patients with rectal cancer. Am J Surg 144:350–354

22.   Jass JR, Sobin LH (in collaboration with pathologists in 9 countries) (1989) Histological typing of intestinal tumours, 2nd edn. WHO International Histological Classification of Tumours. Springer, Berlin Heidelberg New York Tokyo

22a. Lock MR, Ritchie JK, Hawley PR (1993) Reappraisal of radical local excision for carcinoma of the rectum. Br J Surg 80:928–929

23.   Minsky BD, Rich T, Recht A, Harvey W, Mies C (1989) Selection criteria for local excision with or without adjuvant radiation therapy for rectal cancer. Cancer 63:1421–1429

24.   Morson BC, Whiteway JE, Jonas EA, Mac Rae FA, Williams CB (1984) Histopathology and prognosis of malignant colorectal polyps treated by endoscopic polypectomy. Gut 25:437–444

25.   Muller S, Chesner IM, Egan MJ, Rowlands DC, Collard MJ, Swarbrick ET, Newman J (1989) Significance of venous and lymphatic invasion in malignant polyps of the colon and rectum. Gut 30:1385–1391

26.   Slisow W, Kolbow Ch, Fischer J (1993) Perioperative klinisch-pathomorphologische Beurteilung des pararektalen Lymphknotenstatus und ihr Beitrag zur definitiven Entscheidung für eine lokale Exstirpation des Rektumkarzinoms. Zentralbl Chir 118:197–202

27.   Wieselthaler G, Trubel W, Miholic J, Staffen A (1992) Multivariate analysis of risk factors for recurrence-free survival after local excision of low rectal cancer. J Cancer Res Clin Oncol 118 [Suppl]:R 133

Einflußfaktoren für lymphogene Metastasierung bei frühen Formen des Rektumkarzinoms*

I. Guggenmoos-Holzmann und P. Hermanek

Die Schätzung der Wahrscheinlichkeit bereits bestehender regionärer Lymphknotenmetastasen aufgrund makroskopischer und/oder mikroskopischer Merkmale des lokal entfernten Primärtumors bildet eine der entscheidenden Grundlagen für die Indikation zur lokalen Therapie des Rektumkarzinoms (s. Beitrag Hermanek, S. 7, und Beitrag Hermanek u. Marzoli, S. 82). Anhand der in der Deutschen Multizenterstudie Kolorektales Karzinom (SGKRK) erfaßten Patienten mit kurativer (R0) radikaler Resektion wurden die Einflußfaktoren für lymphogene Metastasierung bei frühen Formen des Rektumkarzinoms mit modernen statistischen Methoden untersucht.

Krankengut und Methodik

Aus der Dokumentation der Deutschen Multizenterstudie Kolorektales Karzinom (SGKRK) wurden Patienten ausgewählt, die folgende Kriterien erfüllten:

— invasive Karzinome des Rektums,
— pT1 bis pT3a,
— radikale Resektion,
— R0.

Bezüglich der Definitionen wird den Vorschlägen des Internationalen Dokumentationssystems für kolorektale Karzinome [2] gefolgt.

Als invasive Karzinome gelten solche, die zumindest in die Submukosa infiltriert sind. Rektumkarzinome sind definiert als Karzinome, deren distaler Rand bei Messung mit dem starren Rektosigmoidoskop 16 cm oder weniger von der Anokutanlinie entfernt ist. Die pT-Klassifikation erfolgte nach UICC [5]. pT3-Tumoren wurden in solche, die nicht weiter als 1 mm jenseits der äußeren Grenze der Muscularis propria in die Subserosa bzw. das perirektale Gewebe infiltrieren (pT3a), und solche mit weiterreichender Invasion (pT3b) unterteilt. Nur pT3a-Tumoren wurden in die Untersuchung einbezogen, da bei pT3b und pT4 eine lokale Therapie in kurativer Therapie nicht in Frage kommt.

---

* Mit Unterstützung durch das Bundesministerium für Forschung und Technologie (Förderkennzeichen 0701910-9 und A9).

Behandlung durch radikale Resektion bedeutet Entfernung des Tumors durch ausgedehnte Darmresektion und gleichzeitig systematische En-bloc-Dissektion der regionären Lymphknoten (einschließlich jener entlang des Stammes der A. rectalis superior; die Dissektion der Lymphknoten entlang der A. mesenterica inferior oder A. iliaca interna ist nicht erforderlich). Die R-Klassifikation erfolgte nach den Regeln der UICC [5] und der Arbeitsgemeinschaft Deutscher Tumorzentren [1].

Von den 457 Patienten, die diese Kriterien erfüllten, wurden 15 Patienten wegen fehlender oder nicht spezifizierter Angaben in den interessierenden Variablen von der weiteren Analyse ausgeschlossen, so daß für die statistische Auswertung 442 Patienten zur Verfügung standen.

Die untersuchten histologischen und makroskopischen Merkmale des Primärtumors sind in Tabelle 1 aufgelistet.

Tabelle 1. Lymphogene Metastasierung (*LM*) in Abhängigkeit von Charakteristika des Primärtumors

	n	LM	(%)	P univariat	P multivariat[a]
Invasionstiefe					
pT1	43	3	7,0		
pT2a	80	14	17,5		
pT2b	119	31	26,0		
pT3a	200	73	36,5	<0,0001	<0,0001
Histologischer Typ					
Adenokarzinom	416	112	26,9		
Muzinöses Adenokarzinom	26	9	34,6	0,393	0,167
Differenzierungsgrad					
G1	57	9	15,8		
G2	340	91	26,8		
G3, 4	45	21	46,7	0,002	0,238
Lymphgefäßinvasion					
L0	342	55	16,1		
L1	100	66	66,0	<0,0001	<0,0001
Veneninvasion					
Nein	364	84	23,1		
Intramural	43	18	41,9		
Extramural	35	19	54,3	<0,0001	0,651
Lage im Rektum					
Oberes Drittel	107	34	31,8		
Mittleres Drittel	164	39	23,8		
Unteres Drittel	171	48	28,1	0,341	0,419
Makroskopischer Typ					
Gestielt	4	1	25,0		
Tailliert	13	1	7,7		
Sessil	69	14	20,3		
Plattenartig	356	105	29,5	0,165	0,610
Größte Tumorausdehnung					
Bis 30 mm	124	27	21,8		
Mehr als 30 mm	318	94	29,6	0,099	0,912

[a] Test auf relativen Einfluß im multifaktoriellen Modell

Zur Wahl der Merkmalausprägungen: Bei der Infiltrationstiefe wurde die Kategorie pT2 weiter unterteilt [3] in pT2a, entsprechend der Invasion nur der inneren (zirkulären) Schicht, und pT2b, entsprechend der Invasion auch der äußeren (longitudinalen) Schicht der Muscularis propria. Die Bestimmung des histologischen Typs und des histologischen Differenzierungsgrades erfolgte nach WHO [6]. Lymphgefäßinvasion (L1) wurde nur dann diagnostiziert, wenn Tumorzellen oder -zellverbände in endothelausgekleideten Hohlräumen ohne muskuläre Elemente in ihrer Wand nachweisbar waren [4]. Als extramurale Venen wurden solche in der Subserosa bzw. im perirektalen Gewebe bezeichnet. Die Unterteilung in Rektumdrittel erfolgte nach den Vorschlägen der ADT [8] (s. auch Beitrag Hermanek u. Marzoli, S. 3). Plattenartige Tumoren schließen Karzinome in flachen Adenomen (Verbreiterung der Schleimhaut auf nicht mehr als das Doppelte) sowie solche mit zentraler Einsenkung und/oder Ulzeration ein.

Für die Überprüfung der einfachen Zusammenhänge zwischen der lymphogenen Metastasierung und den Charakteristika des Primärtumors wurde der χ^2-Test verwendet. Der multifaktorielle Einfluß der Tumorcharakteristika wurde mit Hilfe einer schrittweisen logistischen Regression untersucht und mit der Likelihood-Ratio(hR-)Statistik geprüft [7].

Ergebnisse

Als potentielle Einflußgrößen für die lymphogene Metastasierung ergaben sich im Rahmen der univariaten Analyse die Invasionstiefe, der Differenzierungsgrad, die Lymphgefäßinvasion und die Veneninvasion. Bei simultaner Betrachtung aller Tumorcharakteristika erwiesen sich die Invasionstiefe und die Lymphgefäßinvasion als die entscheidenden Marker einer lymphogenen Metastasierung (Tabelle 1).

Weiterhin wurde die Klassifikation der Invasionstiefe auf ihre Trennschärfe hinsichtlich des Vorliegens einer lymphogenen Metastasierung überprüft. Es zeigte sich, daß die Wahrscheinlichkeit einer lymphogenen Metastasierung beim Übergang von pT2a auf pT2b deutlich ansteigt, daß aber eine weitere Differenzierung der Invasionstiefe die Trennschärfe nicht verbessert (LR-Statistik, p = 0,29). Die beobachteten relativen Häufigkeiten und die mit Hilfe der logistischen Regression geschätzten Wahrscheinlichkeiten der lymphogenen Metastasierung in den entscheidenden Kategorien der Invasionstiefe und der Lymphgefäßinvasion sind in Tabelle 2 (S. 18) wiedergegeben.

Zusammenfassung

1. Aus der Deutschen Multizenterstudie Kolorektales Karzinom (SGKRK) wurden 442 Patienten mit Rektumkarzinom ausgewählt, bei denen infolge nicht zu weit fortgeschrittenen lokalen Wachstums (pT1 – 3a) eine lokale Therapie dis-

Tabelle 2. Mit Hilfe des logistischen Regressionsmodells geschätzte Wahrscheinlichkeit (mit 95%-Vertrauensbereich) und in der SGKRK-Studie beobachtete relative Häufigkeit für das Vorliegen einer lymphogenen Metastasierung in Abhängigkeit von Invasionstiefe und Lymphgefäßinvasion

Lymphgefäßinvasion		Invasionstiefe	
		pT1, pT2a	pT2b, pT3a
Nein	Geschätzt	6,2 (4,3 – 8,1)%	20,0 (17,5 – 22,5)%
	Beobachtet	5,1% ($n = 98$)	20,5% ($n = 244$)
Ja	Geschätzt	43,1 (35,3 – 50,9)%	73,6 (68,9 – 78,3)%
	Beobachtet	48,0% ($n = 25$)	72,0% ($n = 75$)

kutiert werden kann und bei denen tatsächlich eine kurative (R0) radikale Resektion vorgenommen wurde. Bei diesen Patienten wurden verschiedene makroskopische und histologische Merkmale des Primärtumors hinsichtlich ihres Einflusses auf die regionäre lymphogene Metastasierung untersucht.
2. Bei multivariater Analyse zeigten Invasionstiefe und Lymphgefäßinvasion einen unabhängigen Einfluß auf die Metastasierung.
3. Nur bei Tumoren mit Invasion bis maximal in die innere (zirkuläre) Schicht der Muscularis propria und ohne Lymphgefäßinvasion ist in weniger als 10% der Fälle mit einer regionären lymphogenen Metastasierung zu rechnen.
4. Andere Merkmale des Primärtumors, wie histologischer Typ, Differenzierungsgrad, Veneninvasion, Lage im Rektum, makroskopischer Tumortyp und Tumorausdehnung, zeigten keinen unabhängigen Einfluß auf die lymphogene Metastasierung und können bei der Schätzung des Risikos bereits bestehender lymphogener Metastasen außer acht gelassen werden.

Literatur

1. Dudeck J, Wagner G, Grundmann E, Hermanek P (Hrsg) (1993) Basisdokumentation für Tumorkranke, 4. Aufl. Springer, Berlin Heidelberg New York Tokyo
2. Fielding LP, Arsenault PA, Chapuis PH, Dent O, Gatright B, Hardcastle JD, Hermanek P, Jass JR, Newland RC (1991) Clinicopathological staging for colorectal cancer: An International Documentation System (IDS) and an International Comprehensive Anatomical Terminology (ICAT). J Gastroenterol Hepatol 6:325 – 344
3. Gall FP, Hermanek P (1992) Update of the German experience with local excision of rectal cancer. Surg Oncol Clin North Am 1:99 – 109
4. Hermanek P (1990) Malignant polyps – Pathological factors governing clinical management. Curr Top Pathol 81:277 – 293
5. Hermanek P, Sobin LH (eds) (1992) UICC 1992. TNM classification of malignant tumours, 4th edn, 2nd revision. Springer, Berlin Heidelberg New York Tokyo
6. Jass JR, Sobin LH (in collaboration with pathologists in 9 countries) (1989) Histological typing of intestinal tumours, 2nd edn. WHO International Histological Classification of Tumours. Springer, Berlin Heidelberg New York Tokyo
7. McCullagh P, Nelder JA (1989) Generalized linear models, 2nd edn. Chapman & Hall, London
8. Wagner G, Hermanek P (1994) Organspezifische Tumordokumentation. Springer, Berlin Heidelberg New York Tokyo

Pathohistologische Untersuchung lokal entfernter Rektumkarzinome

P. Hermanek

Nach lokaler Entfernung eines Rektumkarzinoms entscheidet die pathohistologische Untersuchung über das weitere Vorgehen. Die Ergebnisse hängen zunächst von der Art der *Materialentnahme* ab, d.h. von der Beachtung bestimmter Regeln bei der lokalen Entfernung durch den Chirurgen. Des weiteren erfordert eine zuverlässige pathohistologische Untersuchung eines durch endoskopische Polypektomie oder lokale Exzision entfernten Tumors

- von seiten des Chirurgen: sachgerechte Materialbehandlung unmittelbar nach Entnahme und exakte Information des Pathologen,
- von seiten des Pathologen: korrektes Zuschneiden und entsprechende Bearbeitung des eingebetteten Materials.

Anforderungen an die chirurgische Methodik

Grundsätzlich sollen endoskopische Polypektomien und chirurgische lokale Exzisionen *en bloc* vorgenommen werden, so daß der Pathologe nur *ein* Gewebestück erhält. Bei Abweichungen von dieser Grundregel besteht einerseits die Gefahr eines Schnitts durch Tumorgewebe mit örtlicher Tumorzelldissemination, andererseits kann dann die Aussage des Pathologen über die Vollständigkeit der Entfernung eines Karzinoms u.U. unmöglich werden.

Materialbehandlung bei endoskopischer Polypektomie [3]. Bei sessilen oder kurzgestielten bzw. taillierten Polypen mit kleiner Abtragungsfläche besteht die Gefahr, daß sich die Basis retrahiert und am fixierten Präparat durch die prolabierenden Polypenteile verdeckt wird und so vom Pathologen kaum zu identifizieren ist. Dies führt dazu, daß eine korrekt orientierte Einbettung nicht möglich ist und daß dadurch u.U. Aussagen über die Vollständigkeit der Entfernung bzw. die Tumorfreiheit der Abtragungsfläche unmöglich werden. Um dies zu verhindern, sollte die Abtragungsfläche vor der Fixation durch eine Nadel markiert werden.

Materialbehandlung bei lokalen Exzisionen [3, 8]. Die Präparate sollten unmittelbar nach Entfernung auf Kork oder Pappe aufgespannt werden. Dabei ist v.a. auf die den Tumor umgebende tumorfreie Rektumwand zu achten; die-

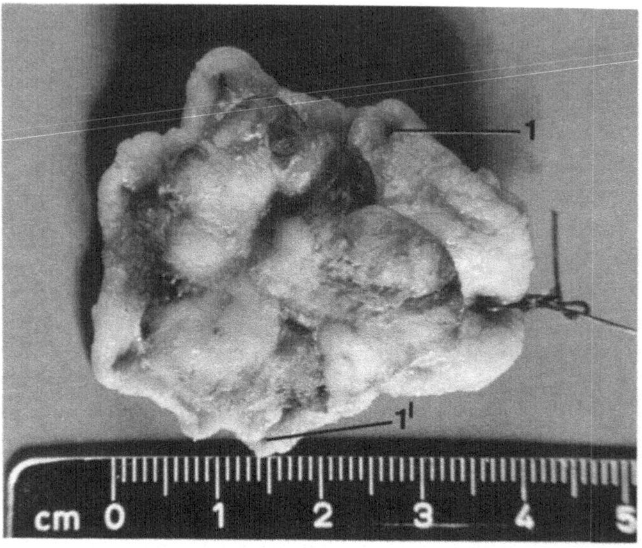

Abb. 1. Aufspannen lokaler Exzisionen. Man erkennt die Stellen, an denen das submuköse Exzidat auf Pappe aufgespannt war (1,1′). Aborale Seite durch *Faden* markiert

se ist plan aufzulegen und mit Nadeln zu befestigen (Abb. 1). Zugleich ist der aborale Rand zu kennzeichnen.

Information des Pathologen [3]. Der Pathologe soll Angaben erhalten über

– die Lokalisation,
– den makroskopischen Typ (polypös-gestielt, polypös-tailliert, polypös-sessil, flach-polypoid, im Niveau gelegen, ulzerös),
– die Zahl assoziierter Polypen.

Zuschneiden bei Polypektomie (Abb. 2). Für die nachfolgende histologische Untersuchung ist die Schnittführung senkrecht zur Resektionsfläche wesentlich. Diese muß komplett eingebettet werden. Bei langem Stiel werden die basalen Teile abgetrennt und gesondert eingebettet, die seitlichen Teile des Polypenkopfes können in einem Block zusammen eingebettet werden.

Zuschneiden lokaler Exzisionen (Abb. 3). Nach Markierung der Resektionsränder mit Tusche werden parallele Scheiben senkrecht zum längsten Durchmesser entnommen (Blöcke 1–4) und die an den Schmalseiten verbleibenden Präparatteile (Block 5 und 6) eingebettet. Wenn sich bei makroskopischer Betrachtung der Verdacht auf Tumor an den Resektionsrändern ergibt (seitlich makroskopisch unauffällige Darmwand nicht erkennbar oder ganz schmal, Verdacht auf Tumor an den basalen tiefen Resektionsflächen), kann zunächst nur die entsprechende Stelle eingebettet werden. Falls sich hier Tumor am Re-

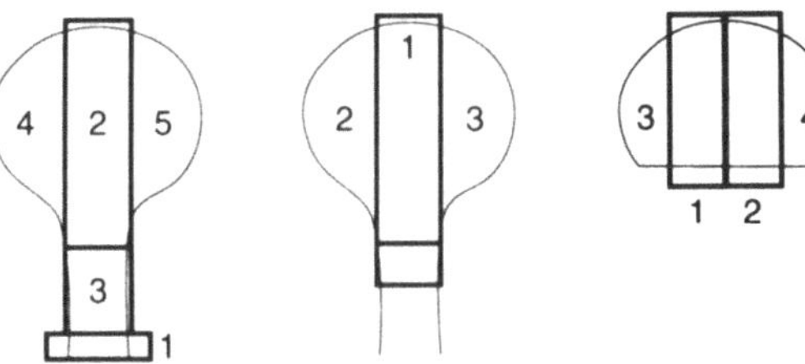

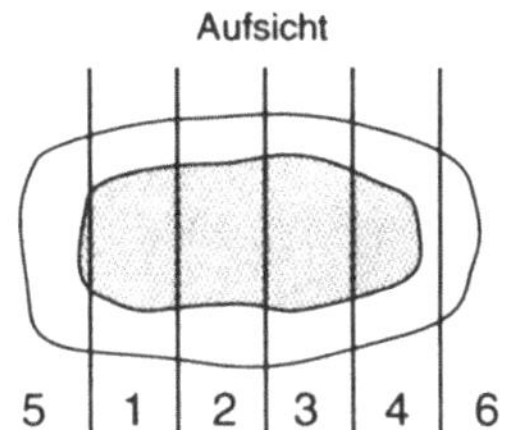

Abb. 2. Zuschneiden bei endoskopischen Polypektomien (Blöcke *1–5*). (Nach [6])

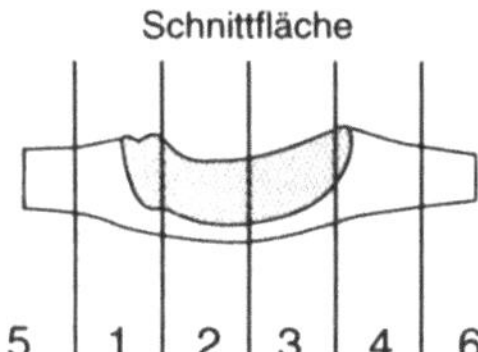

Abb. 3. Zuschneiden bei lokalen Exzisionen (Blöcke ▶
1–6). (Nach [6])

sektionsrand nachweisen läßt, wird zur Bestimmung des histologischen Typs,
des Differenzierungsgrades und der Lymphgefäßinvasion noch weiteres Gewebe entnommen, aber auf die planmäßige Untersuchung der Resektionsränder
verzichtet.

Histologische Bearbeitung. Wird bei Karzinomdiagnose ausschließlich eine lokale Therapie in Betracht gezogen, müssen HE-Schnitte von jeweils 5 Ebenen
der Blöcke angefertigt werden, um hinreichend verläßliche Aussagen zu gewin-
nen [1].

Histopathologische Begutachtung lokal entfernter Primärtumoren

Bei lokal entfernten kolorektalen Primärtumoren ist eine Reihe standardisier-
ter Aussagen im histopathologischen Gutachten erforderlich, die für das weitere Vorgehen benötigt werden [2, 3]. Diese „standardisierten" Erfordernisse sind
in Tabelle 1 (S. 22) aufgelistet. Selbstverständlich sind dabei die Tumorklassifi-
kationsgrundsätze von WHO [7] und UICC [4, 5] einzuhalten.

Bei der Beurteilung der Resektionsränder verwenden wir [3] die Kategorie
„zweifelhaft", wenn

— bei endoskopischer Polypektomie Tumorgewebe zwar im Bereich der durch
   die Diathermieschlinge verursachten eosinophilen Koagulationsnekrose
   liegt, die Resektionslinien selbst aber nicht erreicht,
— die topographische Orientierung nicht sicher möglich ist, weil der Tumor
   in mehreren Stücken übersandt wurde oder weil am endoskopischen Poly-
   pektomiepräparat die Abtragungsfläche mangels Markierung durch den
   Chirurgen nicht identifiziert werden konnte.

Tabelle 1. Pathohistologisches Gutachten bei endoskopischen Polypektomien und lokalen Exzisionen

1. Zahl der übersandten Gewebestücke	
2. Resektionslinien	Tumorfrei, mit Tumor, zweifelhaft
3. Invasionstiefe	pT1: Submukosa,
	pT2: innere Muskulatur,
	pT2: äußere Muskulatur,
	pT3: perirektales Gewebe bzw. Subserosa,
	pT4: viszerales Peritoneum oder Nachbarorgane bzw. -strukturen

Bei Invasion jenseits der Muscularis propria:
Histologisch gemessene maximale Invasion jenseits der äußeren Grenze der Muscularis propria (in mm)

4. Histologischer Typ (WHO)	Adenokarzinom, muzinöses Adenokarzinom, Siegelringzellkarzinom, undifferenziertes Karzinom, kleinzelliges Karzinom u. a.
5. Histologischer Differenzierungsgrad	G1 bis G4 oder Low grade und High grade
6. Lymphgefäßinvasion	L0: keine Lymphgefäßinvasion, L1: Lymphgefäßinvasion
7. Risiko bereits bestehender lymphogener Metastasierung	Low risk: Low grade (G1, 2) *und* L0 High risk: High grade (G3, 4) *oder* L1

Zum makroskopischen Typ, Differenzierungsgrad, zur Lymphgefäßinvasion und zum Risiko bereits bestehender lymphogener Metastasierung s. Beitrag Hermanek, S. 8 ff.

Zusammenfassung

Für die Differentialindikation zwischen lokaler Therapie und radikaler Resektion ist die sorgfältige und standardisierte histologische Untersuchung und Begutachtung der zunächst lokal komplett entfernten Tumoren unerläßliche Voraussetzung. Eine hinreichende histopathologische Untersuchung ist nur möglich, wenn

- der Chirurg die Regeln bei Materialentnahme und Materialbehandlung bis zum Eintreffen im pathologischen Institut beachtet,
- der Chirurg die erforderlichen Informationen des Pathologen übermittelt,
- der Pathologe die methodischen Standards beachtet,
- der Pathologe die diagnostischen Standards bei der histopathologischen Begutachtung einhält.

Nichtbeachtung dieser Standards führt zu nicht ausreichenden histopathologischen Begutachtungen der lokal entfernten Tumoren und in der Folge zu radikalen Resektionen, die bei Beachtung aller angeführten Regeln hätten vermieden werden können. Dies sollte heute nicht mehr vorkommen.

Literatur

1. Hermanek P (1989) Chirurgische Pathologie der regionären Lymphknotenmetastasen und der Fernmetastasen. In: Rothmund M (Hrsg) Metastasenchirurgie. Pathologie – bildgebende Diagnostik – Indikation – Verfahrenswahl. Thieme, Stuttgart New York
2. Hermanek P (1989) Colorectal carcinoma: histopathological diagnosis and staging. Clin Gastroenterol 3:511–529
3. Hermanek P (1990) Malignant polyps – pathological factors governing clinical management. Curr Top Pathol 81:277–293
4. Hermanek P, Sobin LH (eds) (1992) UICC 1992. TNM classification of malignant tumours, 4th edn, 2nd revision 1992. Springer, Berlin Heidelberg New York Tokyo
5. Hermanek P, Scheibe O, Spiessl B, Wagner G (Hrsg) (1993) UICC 1993. TNM Klassifikation maligner Tumoren, 4. Aufl., 2. Revision 1992. Springer, Berlin Heidelberg New York Tokyo
6. Hermanek P, Wittekind Ch (1993) Diagnostic seminar. The pathologist and the residual tumor (R) classification. Path Res Pract (in press)
7. Jass JR, Sobin LH (in collaboration with pathologists in 9 countries) (1989) Histological typing of intestinal tumours, 2nd edn. WHO International Histological Classification of Tumours. Springer, Berlin Heidelberg New York Tokyo
8. Sweeney WB (1992) Local excision of rectal tumours: specimen orientation. Dis Colon Rectum 35:204–205

Einsatz von tumorbiologischen und molekulargenetischen Methoden?

P. Hermanek

Ganz allgemein wäre das Traumziel der klinischen Onkologie, unter möglichen Therapieverfahren durch eine präoperative Biopsie eine zuverlässige Wahl treffen zu können. Daß dies beim Rektumkarzinom für die Entscheidung zwischen lokalen Therapieverfahren und radikaler Resektion nach dem heutigen Wissensstand nicht möglich ist, wurde vorangehend dargestellt (s. Beitrag Hermanek, S. 17 ff.).

Die konventionelle histopathologische Untersuchung von Biopsien und Tumorresektaten kann heute durch eine Fülle von additiven Spezialverfahren ergänzt werden (Tabelle 1). Sie sind allerdings meist personal- und kostenaufwendig und bieten wenigstens teilweise Probleme bei der methodischen Standardisierung und Reproduzierbarkeit.

Tabelle 1. Charakterisierung der Tumorbiologie: Ergänzung der konventionellen pathohistologischen Untersuchung von Tumoren (Biopsien und Resektate)

Tumorassoziierte Antigene (sog. Tumormarker), z.B. CEA, CA 125, prostataspezifische Phosphatase: Rezeptoren
- für Hormone, z.B. Östrogen, Progesteron, Insulin, Somatostatin
- Wachstumsfaktoren
Ploidiestatus
Proliferationsmarker, z.B. Ki-67, PCNA (proliferating cell nuclear antigen), BUDR (Bromdeoxyuridin), NOR's (nucleolar organizer regions), S-Phasen-Anteil, Mitoseindex, Thymidinmarkierungsindex
Metastasierungsindikatoren, z.B. Lektine und Lektinrezeptoren, Adhäsionsmoleküle, Histokompatibilitätsantigene, Kathepsin D
Zytogenetische Veränderungen, z.B. Chromosomendeletionen, Translokationen
Genanalysen (sog. molecular markers) (Mutationen, Amplifikationen, Überexpression)
- Onkogene, z.B. myc, ras, HER2/neu
- Tumorsuppressorgene, z.B. rb, p53, DCC
- mdr-Gen (multiple drug resistance gene)

Für einen etwaigen Einsatz bei der Selektion von Patienten zur lokalen Therapie des Rektumkarzinoms stehen heute in erster Linie die Untersuchung der Ploidie, verschiedene Proliferationsmarker und molekulargenetische Untersuchungen im Mittelpunkt des Interesses.

Ploidie und Proliferationsmarker

In etlichen Untersuchungen [3, 4, 9, 11–13, 15, 19] wurde v. a. der Einfluß der
Ploidie und verschiedener Proliferationsmarker auf die Prognose von Kollek-
tiven untersucht, die entweder stets oder ganz überwiegend durch radikale
Resektion behandelt wurden. Die Ergebnisse sind durchwegs kontrovers oder
negativ, zumindest wenn multivariate Analysen vorgenommen wurden. Auch
Beziehungen zwischen dem Ergebnis dieser Untersuchungen und dem Tumorstadium sind kontrovers dargestellt. Positiven Berichten, etwa über die Korrelation zwischen S-Phasen-Anteil und Häufigkeit von Lymphknotenmetastasen
[15], stehen negative Berichte gegenüber. Die Zahl diesbezüglicher Untersuchungen bei frühen Tumorstadien ist durchwegs sehr gering.

Über Beziehungen zwischen durchflußzytophotometrischen Befunden und
lymphogener Metastasierung bei 60 pT2-Tumoren berichteten Kimura et al.
[10]. Bei 21 diploiden Tumoren mit einem DNA-Index bis 1,0 fanden sich keine
regionären Lymphknotenmetastasen; solche waren bei 10 aneuploiden Tumoren mit einem DNA-Index zwischen 1,1 und 1,4 in 10%, bei 29 aneuploiden
Tumoren mit einem DNA-Index von 1,5 und mehr aber in 38% nachweisbar.
Leider fehlt in dieser Untersuchung eine Unterteilung nach dem Ausmaß der
Tiefeninvasion (in innere und äußere Hälfte der Muscularis propria), ebenso
finden sich keine Aussagen über Differenzierungsgrad und Lymphgefäßinvasion. Daher ist der etwaige Wert von Ploidie und DNA-Index für die Voraussage einer regionären Lymphknotenmetastasierung nicht definitiv zu beurteilen.

Molekulargenetische Untersuchungen

Seit langem ist die Entwicklung kolorektaler Karzinome auf dem Boden einer
Adenom-Karzinom-Sequenz bekannt. Durch die Einführung des Begriffs
Dysplasie ergab sich dann die Dysplasie-Karzinom-Sequenz als Konzept einer
einheitlichen formalen Pathogenese kolorektaler Karzinome [8].

Molekulargenetische Untersuchungen der letzten Jahre [14, 16, 17] zeigten
verschiedene Störungen in der Genstruktur und -funktion, die im Rahmen der
Dysplasie-Karzinom-Sequenz und nach Entwicklung eines Karzinoms während dessen Progression auftreten. Dabei handelt es sich um Punktmutatio-
nen, Deletionen und chromosomale Rearrangements an Onkogenen und Tu-
morsuppressorgenen, insbesondere am K-ras-2-, p 53-, APC-, MCC- und DCC-
Gen (Literatur bei Finkelstein et al. [6]). Diese Befunde gaben Anlaß zur Entwicklung eines molekulargenetischen Modells der formalen Pathogenese kolorektaler Karzinome und deren Progression [5, 18].

Beziehungen zwischen verschiedenen molekulargenetischen Befunden und
dem Stadium wurden entweder nicht festgestellt oder es liegen unterschiedliche
Ergebnisse vor [1, 2, 7, 12, 20], wobei auch hier die Zahl von frühen Karzinomen (pT1, pT2) relativ gering ist.

Tabelle 2. Genotypische Klassifikation kolorektaler Karzinome aufgrund des K-ras-2-Status. (Nach [6])

Mutationstyp	Klinisches Verhalten	Metastasierungstyp
bp 38 G-A 13-Aspartat	Lokalisiert („sehr indolent")	pN0, M0
bp 38 G-T 12-Valin	Lokoregionär („indolent")	Nur pN1, 2, M0
Normales K-ras-2	Lokal aggressiv	Peritoneum! (Andere Fernmetastasen selten), M1
Andere Mutationen (Codon 12)	Aggressiv	Vorwiegend Lebermetastasen, M1
bp 35 G-A 12-Aspartat	Sehr aggressiv	Andere Fernmetastasen – Dissemination, M1

Jüngst wurde gezeigt, daß kolorektale Karzinome mit Mutationen am K-ras-2-Gen sich biologisch anders verhalten als Tumoren ohne derartige Mutationen und daß der spezifische Typ der K-ras-2-Mutation mit bestimmten biologischen Eigenschaften zu korrelieren scheint [6]. Derartige Untersuchungen sind heute mittels Polymerasekettenreaktion auch an sehr geringem Gewebematerial wie Nadelbiopsaten und auch am Paraffinmaterial möglich. In den bisherigen Untersuchungen zeigte sich, daß die spezifischen K-ras-2-Mutationen bei etwa 10% der Primärtumoren ausschließlich in der Gegend der tiefsten Invasion nachweisbar sind, somit bei oberflächlichen Biopsien nicht zu erkennen sind.

Aufgrund des unterschiedlichen Vorkommens von K-ras-2-Mutationen und deren spezifischen Typen in Primärtumoren, regionären Lymphknoten- und Fernmetastasen verschiedener Lokalisation schlugen Finkelstein et al. [6] eine genotypische Klassifikation kolorektaler Adenokarzinome vor, die in Tabelle 2 dargestellt ist. Dabei steht die Fernmetastasierung bzw. Dissemination im Vordergrund, aber auch Aussagen zur regionären lymphogenen Metastasierung sind mitenthalten. Die Zahl der simultanen Bestimmungen in Primärtumoren und Lymphknoten bzw. in Primärtumor und Fernmetastasen ist relativ klein. Weitere Untersuchungen an einem größeren Krankengut sind erforderlich, insbesondere auch Untersuchungen zur Korrelation zwischen den molekulargenetischen Befunden am Primärtumor und dem regionären Lymphknotenstatus bei frühen Tumorstadien.

Wenngleich molekulargenetische Untersuchungen am ehesten geeignet erscheinen, in Zukunft zu einer möglichen Verbesserung der Selektion von Patienten zur lokalen Therapie beizutragen, muß zusammenfassend festgestellt werden, daß derzeit der zusätzliche Einsatz von tumorbiologischen und molekulargenetischen Spezialuntersuchungen in der klinischen Praxis nicht gerechtfertigt ist und das klinische Handeln nicht beeinflussen kann. Andererseits sollten diese Untersuchungen in geplanten Studien weiter verfolgt werden.

Literatur

1. Ahlquist DA, Thibodeao SN (1992) Will molecular genetic markers help predict the clinical behaviour of colorectal neoplasia? Gastroenterology 102:1419–1430
2. Bardi G, Johansson B, Pandis N, Bak-Jensen E, Örndal C, Heim S, Mandahl N, Andren-Sandberg A, Mittelman F (1993) Cytogenetic aberrations in colorectal adenocarcinomas and their correlation with clinico-pathologic features. Cancer 71:306–314
3. Baretton G, Gille J, Oevermann E, Loehrs U (1991) Flow cytometric analysis of the DNA-content in paraffin-embedded tissue from colorectal carcinomas and its prognostic significance. Virchow Arch B 60:123–131
4. Dean DA, Vernava AM III (1992) Flow cytometric analysis of DNA content in colorectal carcinoma. Dis Colon Rectum 35:95–102
5. Fearon ER, Vogelstein B (1990) A genetic model for colorectal tumorigenesis. Cell 61:759–767
6. Finkelstein SD, Sayegh R, Christensen S, Swalsky PA (1993) Genotypic classification of colorectal adenocarcinoma. Biologic behaviour correlates with K-ras-2 mutation type. Cancer 71:3827–3838
7. Hamilton SR (1992) Molecular genetic alterations as potential prognostic indicators in colorectal carcinoma. Cancer 69:1589–1591
8. Hermanek P (1992) Dysplasie-Karzinom-Sequenz im Kolorektum. Zentralbl Chir 117:476–482
9. Kearney TJ, Price EA, Lee S, Silberman AW (1993) Tumor aneuploidy in young patients with colorectal cancer. Cancer 72:42–45
10. Kimura O, Kijima T, Moriwaki S, Hoshino K, Yonekawa M, Sugezawa A, Kaibara N (1992) DNA index as a significant indicator of lymph node metastasis and local recurrence of rectal cancer. Dis Colon Rectum 35:1130–1134
11. Kubota Y, Petras RE, Easley KA, Bauer TW, Tubbs RR, Fazio VW (1992) Ki-67 determined growth fraction versus standard staging and grading parameters in colorectal carcinoma. A multivariate analysis. Cancer 70:2602–2609
12. Mayer A, Takimoto M, Fritz E, Schellander G, Kofler K, Ludwig H (1993) The prognostic significance of proliferating cell nuclear antigen, epidermal growth factor receptor, and mdr gene expression in colorectal cancer. Cancer 71:2454–2460
13. Rüschoff J, Bittinger A, Neumann K, Schmitz-Moormann P (1990) Prognostic significance of nuclear organizing regions (NORs) in carcinomas of the sigmoid colon and rectum. Pathol Res Pract 186:85–91
14. Solomon E (1990) Colorectal cancer gens. Nature 343:412–414
15. Streffer C, van Beuningen D, Gross E (1986) Predictive assays for the therapy of rectal cancer. Radiother Oncol 5:303–310
16. Vogelstein B, Fearon ER, Hamilton SR, Kern SE, Preisinger AC, Leppert M, Nakamura Y, White R, Smits AMM, Bos JL (1988) Genetic alterations during colorectal tumor development. N Engl J Med 319:525–532
17. Vogelstein B, Fearon ER, Kern SE, Hamilton SR, Preisinger AC, Nakamura Y, White R (1989) Allelotype of colorectal carcinoma. Science 244:209–211
18. Vogelstein B, Kinzler KW (1992) p53 function and dysfunction. Cell 70:523–526
19. Wahlström B, Branchög I, Stierner U, Sunzel H, Hohnberg E (1992) Association of ploidy and cell proliferation, Dukes' classification, and histopathological differentiation in adenocarcinomas of colon and rectum. Eur J Surg 158:237–243
20. Yamaguchi A, Kurosaka Y, Fushida S, Kanno M, Yonemura Y, Miwa K, Miyazaki I (1992) Expression of p53 protein in colorectal cancer and its relationship to short-term prognosis. Cancer 70:2778–2784

II. Selektion der Patienten

Endoskopie

G. Dobrilla und M. Felder

Die Endoskopie hat sowohl eine direkte als auch eine indirekte Funktion bei der lokalen Behandlung der Rektumtumoren (Tabelle 1). Die direkte Funktion der Endoskopie besteht darin, die Lokalisation, die Größe sowie die makroskopischen Aspekte des Tumors zu bestimmen und somit wesentliche Elemente für die chirurgische Therapiewahl zu liefern. Die indirekte Funktion besteht darin, wesentliche Daten des Typings, Gradings und Stagings bereitzustellen [1], die nur durch die histologische Untersuchung des endoskopisch gewonnenen Biopsiematerials ermittelt werden können. Schließlich hat die Rektoskopie eine direkte und indirekte Funktion, wenn es darum geht, eine R-Klassifizierung vorzunehmen [2], d. h. etwaig bei der Polypektomie zurückgelassenes Tumorgewebe nachzuweisen.

Neben der direkten und indirekten Funktion bei bereits fortgeschrittenen Tumoren hat die Endoskopie eine wichtige diagnostische und therapeutische Funktion bei Frühläsionen oder Präkanzerosen, da sie in diesen Fällen ein wesentliches Instrument zur sekundären Prävention des Rektumkarzinoms darstellt. Dazu zählt v. a. der Nachweis von Polypen, gekoppelt mit den entsprechenden Biopsieentnahmen. Für eine korrekte Diagnosestellung und eine entsprechende Therapiewahl ist es entscheidend, auf welche Art das endoskopische Biopsiematerial gewonnen wird [1, 3].

Das durch Zangenbiopsie gewonnene Material kann sich z. B. als negativ erweisen, obwohl der Polyp bereits maligne entartet ist, und im Fall eines Karzinoms können Teile mit niedrigem Malignitätsgrad erfaßt werden, während angrenzendes, von der Biopsie nicht erfaßtes Gewebe bereits eine hohe Malignität aufweist [1]. Die Malignität eines Polypen aufgrund von Zangenbiopsien auszuschließen, ist also unzulässig.

Tabelle 1. Lokale Behandlung des Rektumkarzinoms: Rolle der Endoskopie

Parameter	Rolle der Endoskopie
Lokalisation, Größe, Wachstumstyp	Direkt
Typing (histologische Klassifikation)	Indirekt
Grading (Malignitätsgrad)	Indirekt
Staging (anatomische Ausdehnung)	Indirekt
Tumorresiduen (R-Klassifikation)	Direkt/indirekt

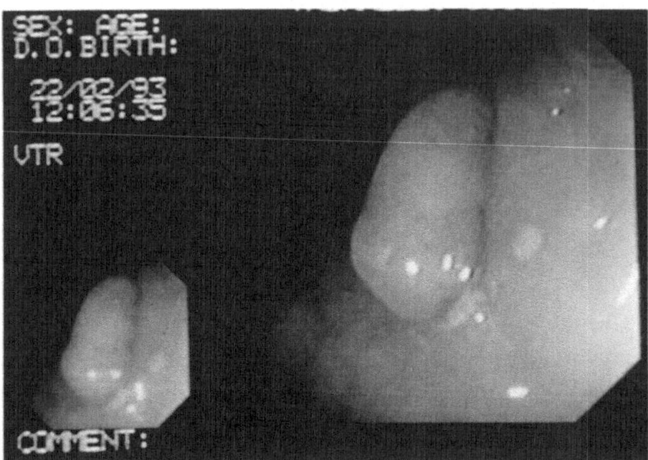

Abb. 1. Sessiler Rektumpolyp von 2 cm Maximaldurchmesser (histologisch tubulovillöses Adenom)

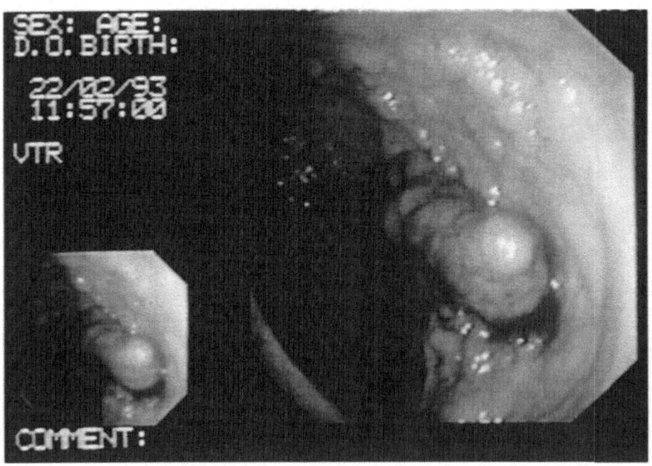

Abb. 2. Sessiler Rektumpolyp (histologisch villöses Adenom)

Die „total biopsy", d. h. die endoskopische Polypektomie, erleichtert hingegen die Diagnose (und manchmal auch die Therapie) des Rektumkarzinoms und ermöglicht nicht selten die vollständige Entfernung des karzinomatösen Polypen, so daß neben dem diagnostischen auch noch ein therapeutisches Ziel erreicht wird. Die endoskopische Polypektomie (und die histologische Untersuchung des Materials) ist das Verfahren der Wahl bei polypösen Gebilden im Rektum (und in anderen Abschnitten). Das Gelingen einer optimalen Polypektomie hängt einerseits vom makroskopischen Aspekt des Polypen (Abb. 1 – 5) und andererseits vom Typ des verwendeten Endoskops (steif, flexibel) ab. Das

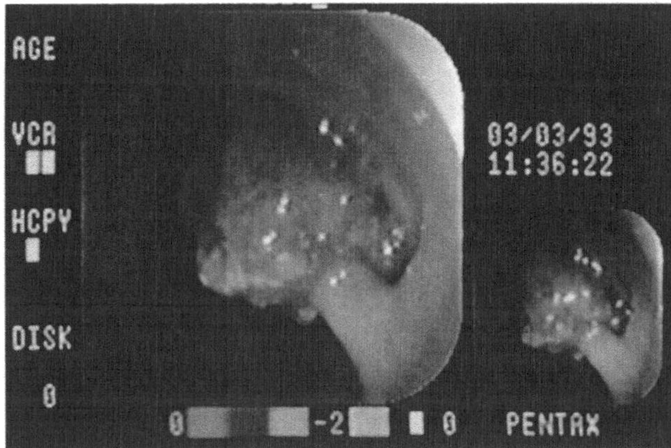

Abb. 3. Gestielter Polyp mit kurzem Stiel (1,5 cm) (histologisch tubulöses Adenom)

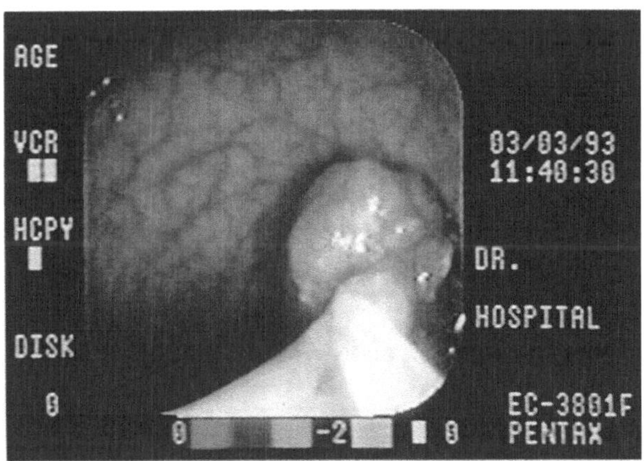

Abb. 4. Gestielter Polyp mit langem Stiel (2 cm) in der Diathermieschlinge eingefaßt (histologisch tubulöses Adenom)

flexible Endoskop besitzt unbestreitbare Vorteile [4–7]. Zu diesen zählt v. a. die größere Akzeptanz von seiten der Patienten, die Möglichkeit, längere Abschnitte des Rektums und Kolons zu untersuchen und außerdem im Retrovisionsverfahren die unmittelbar präanalen Bereiche zu sichten, die dem steifen Rektoskop nicht zugänglich sind (aber natürlich mit dem Finger abgetastet werden können).

Unabhängig von der Art des Endoskops ist es kaum möglich, eine maligne Entartung eines Polypen allein aufgrund seiner makroskopischen Beschaffenheit zu erfassen. Es gibt allerdings einige Elemente, die richtungweisend sind, darunter in erster Linie das Vorhandensein eines Stiels (Tabelle 2).

Bei den sessilen Polypen ist der Anteil an malignen Polypen mindestens doppelt so hoch wie bei den gestielten. Ein zweites Element ist bekanntlich die

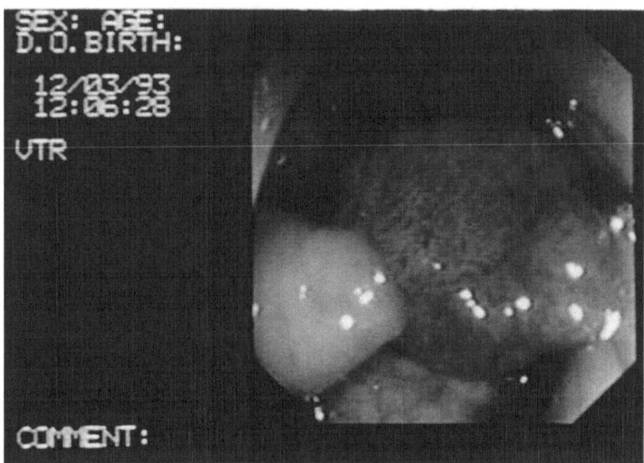

Abb. 5. Voluminöser gestielter Polyp (2,5 cm) (histologisch tubuläres Adenom mit sog. In-situ-Karzinom)

Tabelle 2. Häufigkeit von Karzinomen je nach makroskopischer Beschaffenheit der Polypen [9]

Polypen	Karzinom (%)
Gestielt	4,5
Sessil	10,2

Tabelle 3. Häufigkeit von Karzinomen je nach Größe und histologischem Typ der Adenome [8]

	Karzinom (%)
Polypengröße	
<0,5 cm	0,5
0,5 – 1 cm	2
>1,0 – 2 cm	10
>2 cm	40
Histologischer Typ	
Tubulär	5
Tubulovillös	20
Villös	40

Größe des Polypen (Tabelle 3). Während der Anteil an Malignomen bei Polypen <1 cm Durchmesser recht gering ist (etwa 1%), steigt dieser Prozentsatz erheblich bei Polypen >2 cm Durchmesser (etwa 50%). Das Malignitätspotential steigt weiterhin, im Vergleich zu den rein tubulären Adenomen (5%), wenn es sich histologisch um ein villöses (40%) oder um ein tubulovillöses Adenom (22%) handelt.

Tabelle 4. Polypen und invasive Karzinome des Kolons und Rektums, durchschnittliches Follow-up 40 ± 16 Monate (eigene Daten, Abteilung für Gastroenterologie, Bozen)

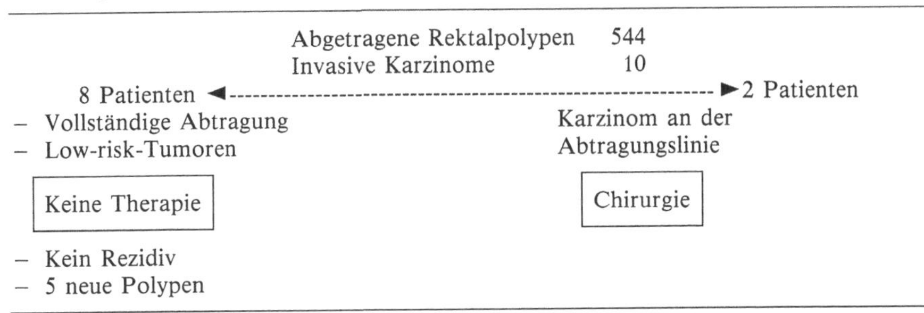

Es sei jedoch darauf hingewiesen, daß die Endoskopie keine maßgebende Rolle bei der Malignitätsbeurteilung der Polypen spielt, und daß nur eine genaueste histologische Analyse des entfernten Materials sicheren prognostischen Wert hat, obgleich es auch hier widersprüchliche Meinungen gibt.

Ein schwieriges Problem stellen v. a. die Adenome dar, die ein invasives Frühkarzinom enthalten, d. h. Polypen mit maligner Entartung, deren Infiltration in die Submukosa, nicht aber in die Muscularis propria reicht [1]. Diese Karzinome besitzen bereits ein Metastasierungspotential in die regionären Lymphknoten, im Unterschied zum sog. Carcinoma in situ (intramuköses Karzinom, sog. fokales Karzinom). Die histopathologische Untersuchung gibt hierbei nähere Hinweise für bereits bestehende Lymphknotenmetastasen und ist entscheidend für das weitere Vorgehen (s. Beitrag Hermanek, S. 7, und Beitrag Hermanek u. Marzoli, S. 82).

Tabelle 4 zeigt zusammenfassend unsere eigenen Erfahrungen in Bozen über 544 Abtragungen von Rektumpolypen, bei denen in 10 Fällen ein invasives Karzinom festgestellt wurde. Wenn diese eine allgemeinere Bedeutung haben würden, müßte man daraus schließen, daß bei 80% der Patienten die Endoskopie nicht nur eine entscheidende diagnostische, sondern auch eine therapeutische Rolle gespielt hat. Selbstverständlich können bei Bewertungen dieser Art nur große Zahlen sowie eine längere und angemessene Nachsorge ein wirklichkeitsnahes Bild der Situation liefern.

Abschließend ist festzustellen, daß bei der lokalen Behandlung der Rektumtumoren in den letzten Jahren das interdisziplinäre Vorgehen und v. a. die enge Zusammenarbeit zwischen Gastroenterologen und Pathologen es ermöglicht hat, dem Chirurgen zunehmend präzisere Informationen zu liefern und somit immer besser durchdachte und gezieltere therapeutische Entscheidungen zu treffen.

Literatur

1. Hermanek P (1989) Colorectal carcinoma: histopathological diagnosis and staging. Clin Gastroenterol 3:511−529
2. Hermanek P, Sobin LH (eds) (1987) TNM classification of malignant tumours, 4th edn. Springer, Berlin Heidelberg New York Tokyo
3. Morson BC (1985) Histological criteria for local excision. Br J Surg 72:S53−54
4. Armitage NC, Hardcastle JD (1984) Flexible fibreoptic sigmoidoscopy in an outpatient setting. Gut 24:A562
5. Hardcastle JD, Thomas WM (1989) Screening an asymptomatic population for colorectal cancer. Baillieres Clin Gastroenterol 3:543−566
6. Hardcastle JD, Winawer SJ, Burt RW, Kronborg OS, St John DJB (1990) Screening of colorectal neoplasia. In: Working Party Reports World Congresses of Gastroenterology. 26−31 August 1990, Sydney, Australia. Blackwell, Melbourne, pp 27−35
7. McGill DB, Ahlquist DA (1991) Screening for colorectal disease. In: Phillips SF, Pemberton JH, Shorter RG (eds) The large intestine. Physiology, pathophysiology and disease. Raven, New York, pp 335−355
8. Shinya H, Wolff WI (1979) Morphology, anatomic distribution and cancer potential of colonic polyps. Ann Surg 190:679−683
9. Wolff WI, Shinya H (1973) Polypectomy via the fiberoptic colonoscopie. Removal of neoplasms beyond the reach of the sigmoidoscopie. New Engl J Med 288:329−333

Bildgebende Verfahren außer Endosonographie

G. F. Pistolesi, E. Barbi, M. Caruso und S. Minniti

Bei der Entscheidung zwischen lokalen Verfahren und radikaler Resektion zur Behandlung des Rektumkarzinoms spielen bildgebende Verfahren eine bedeutende Rolle. Bereits die konventionelle Radiologie war in der Lage, sowohl den Tumorbefall des Rektums zu identifizieren (Abb. 1a, b), als auch das Vorhandensein von Sekundärlokalisationen in der unmittelbaren Umgebung (Abb. 1c) und in entfernt liegenden Strukturen (Abb. 1d) zu verifizieren. Diese Fernmetastasen konnten aber nur in mit konventionellen Methoden leicht zugänglichen Organen (Lunge, Skelettsystem) gefunden werden. Zweifelsohne haben die neuen Imagingverfahren (Sonographie, CT und Magnetresonanz, [MRI]) das Staging der Tumorkrankheit des distalen Rektums perfektioniert [17].

Fernmetastasierung

Der Nachweis einer Fernmetastasierung mittels Imaging ist wesentlich zur Planung des adäquaten Operationsverfahrens.

Das Rektum verfügt über ein doppeltes venöses Geflecht: ein tiefer gelegenes in der Submukosa und ein oberflächlicher gelegenes in der Tunica muscularis. Tumoren der Kategorie T1 metastasieren hämatogen nur über das submuköse venöse Geflecht, mit einer durchschnittlichen Metastasierungsrate bei Diagnosestellung von 6% [5, 24]. Tumoren der Kategorie T2 metastasieren auch über das oberflächliche Venengeflecht mit Metastasierungsraten von etwa 15% [5, 13, 24]. Die Tumoren hingegen, die sich bereits extramural ausgebreitet haben, weisen Metastasierungsraten von 25–30% auf [8, 24]. In der Tat besteht eine signifikante Korrelation zwischen dem histologischen Nachweis einer venösen Infiltration und der hämatogenen Metastasierungsrate (47% versus 27% bei Tumorfreiheit des Venengeflechts), was sich auch in verminderten Fünfjahresüberlebensraten ausdrückt (40% versus 65%) [8, 10, 23].

Der venöse Abfluß des Sigmas und des proximalen Rektums erfolgt immer hepatopetal. Das trifft zum überwiegenden Teil auch für das mittlere Rektumdrittel zu. Ein systemischer Abfluß, der die Leber umgeht, gewinnt im distalen Rektumdrittel an Bedeutung und überwiegt völlig im Analkanal. Die Leber stellt das wichtigste Zielorgan der hämatogenen Metastasierung des Rektumkarzinoms dar. Mindestens 1/4 der Patienten mit Rektumkarzinom weist zum

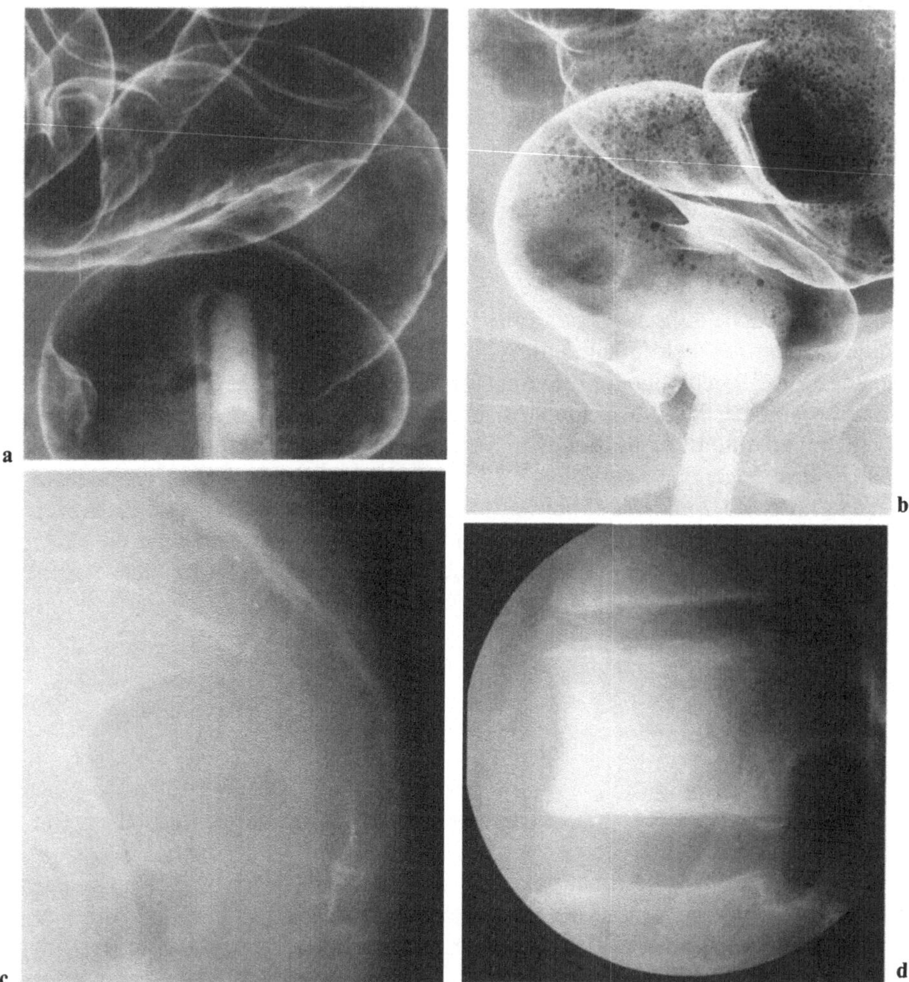

Abb. 1a–d. Beitrag der konventionellen Radiologie. **a** Sessile Raumforderung der lateralen Rektumwand: Adenokarzinom. **b** Sessile Raumforderung der lateralen Rektumwand in der Nähe des Analkanals: maligner Polyp. **c** Osteolyse des Sakrums durch Invasion per continuitatem von seiten eines Rektumkarzinoms. **d** Wirbelmetastase

Zeitpunkt der Diagnosestellung Lebermetastasen auf [7, 9], während ein weiteres Viertel im weiteren Krankheitsverlauf Lebermetastasen zeigt [9].

Lebermetastasen

Der *Nachweis von Lebermetastasen durch Imagingverfahren* hängt von verschiedenen Faktoren ab. Entscheidend dabei ist die Nachweisgrenze der einzel-

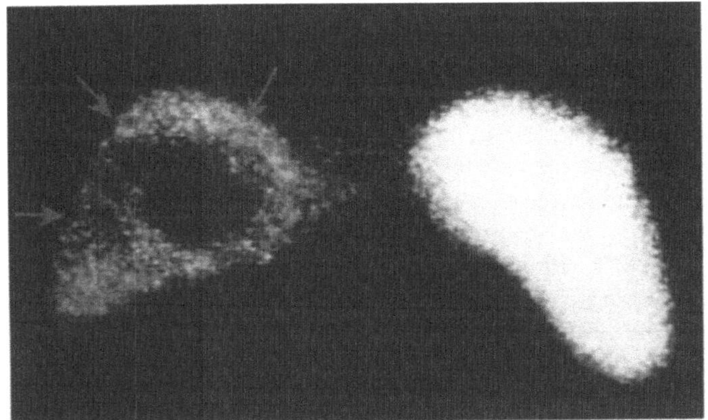

a

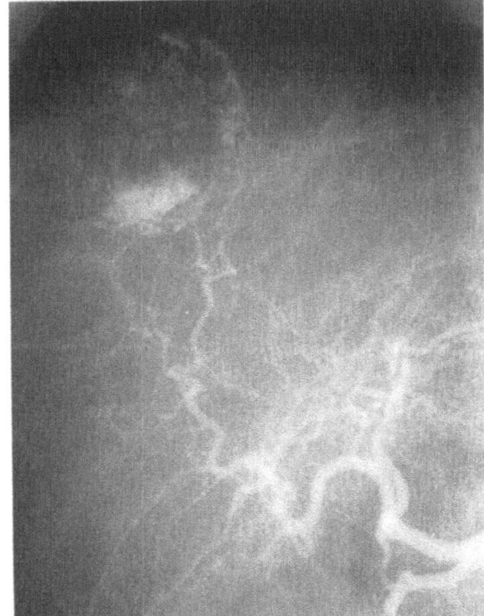

b

Abb. 2 a, b. Die Nuklearmedizin und die Angiographie bei Lebermetastasen des Rektumkarzinoms. **a** Leberszintigraphie mit kolloidaler Substanz: deutlicher „zentraler" Defekt. **b** Selektive Leberangiographie: pathologische Gefäßzeichnung eines Herdes im rechten Leberlappen

nen Methoden. Ihre Vielfältigkeit erfordert aber auch eine genaue Kenntnis der jeweiligen Spezifität im Nachweis der Sekundärläsion.

Szintigraphie (Abb. 2 a). Die Szintigraphie war jahrelang die einzige Methode zum Nachweis von primären und sekundären Lebertumoren. Dieses Verfahren beruht auf der Tatsache, daß radioaktiv markierte Kolloidmoleküle von den Kupffer-Sternzellen phagozytiert werden. Die Zerstörung der Phagozyten durch die Neoplasie führt dazu, daß die vom Tumor befallenen Gebiete als „kalte Areale" dargestellt werden. Leider liegt die Nachweisgrenze der Szintigraphie über 3 cm. Der Versuch, die Nachweisgrenze zu vermindern, hat zur

Entwicklung von „positiven" Radiopharmaka (^{67}Ga-Zitrat und monoklonale Antikörper) geführt. Die Ergebnisse waren enttäuschend.[1]

Selektive Arteriographie. Diese stellt seit den 60er Jahren die exakteste Methode zur strukturellen Analyse der parenchymatösen Organe dar. Die arteriographische Darstellung der primären und sekundären Lebertumoren beruht auf der tiefgreifenden Veränderung der Gefäßarchitektur im Tumorbereich (Abb. 2b). Da es sich um ein invasives Verfahren handelt, ist es bei fehlender klinischer Symptomatik kontraindiziert.

Zusammenfassend kann man sagen, daß das präoperative Screening und das postoperative Monitoring der Leber auf Metastasen des Rektumkarzinoms den modernen Imagingmethoden vorbehalten ist. Entscheidend ist der rationelle Einsatz der verschiedenen Imagingverfahren aufgrund medizinischer, organisatorischer und ökonomischer Kriterien.

Sonographie. Zweifelsohne stellt die Sonographie die Screeningmethode der ersten Wahl bei der Suche nach Lebermetastasen dar [27, 29]. Grundlage für ihren Nachweis ist die Veränderung des Schallechos durch das Tumorgewebe.

Die vollständige Reflexion des Schallbündels erfolgt nur, wenn dieses rechtwinklig auf langgezogene Strukturen (z. B. Venen) trifft. Trifft das Schallbündel hingegen auf korpuskuläre Strukturen, so wird der Schall nicht nur in eine Richtung, sondern sternförmig ausstrahlend reflektiert („scattering"). Die Größe, die Verteilung und die Bildschärfe der echogenen „Spots" hängen jeweils von der Größe und der Verteilung der Partikel sowie von der reflektierten Schallenergie ab. Leider lassen sich mittels Sonographie keine Aussagen über die Histologie der untersuchten Gewebe treffen. Das gilt auch für Metastasen in der Leber.

Gewöhnlich zeigen sich Lebermetastasen als echoarme Raumforderungen mit unscharfer Begrenzung gegenüber dem normalen Parenchym. Möglicherweise beruht dieses Phänomen auf dem erhöhten Wassergehalt des Tumorgewebes. Die volumetrische Nachweisgrenze hängt vom Echogenitätsgradienten zwischen Tumorgewebe und Leberparenchym ab. Bei einer Steatosis hepatis kann dieser Gradient erhöht und somit die volumetrische Nachweisgrenze erniedrigt sein. Zum gegenwärtigen Zeitpunkt liegt die Nachweisgrenze unter 1 cm.

Manchmal können Lebermetastasen auch echoreich sein und somit dem sonographischen Bild der Leberangiome ähneln [28]. Da letztere ihre echoreiche Darstellung dem besonderen Gefäßreichtum verdanken, kann man hypothetisch vom gleichen Entstehungsmechanismus bei den metastatischen Läsionen ausgehen [12]. In der Tat wurde in der Literatur ein Wandel der Lebermetastasen in der sonographischen Darstellungsweise von echoarm zu echoreich be-

---

[1] Anmerkung der Herausgeber: In jüngster Zeit wird auch die Radioimmunodiagnostik mit markierten monoklonalen Antikörpern zur präoperativen Diagnostik von Lymphknoten- und Fernmetastasen eingesetzt. Der Wert dieses Verfahrens ist bislang noch nicht definitiv zu beurteilen (Literatur bei [21a]).

schrieben. Dieser Umstand ist wahrscheinlich auf die zunehmende Vaskularisation des Tumorgewebes zurückzuführen.

Häufig zeigen Lebermetastasen des kolorektalen Karzinoms eine sonographische „Targetform" (echoreiches Zentrum − echoarmer Rand, Abb. 3 c) [12]. Wahrscheinlich handelt es sich bei der echoarmen Randstruktur um vom Tumor komprimiertes Leberparenchym.

Weniger problematisch ist die Interpretation der verkalkten Metastasen, die als grobe, echoreiche Strukturen zur Darstellung kommen. Solche Metastasen sind häufig bei muzinösen Adenokarzinomen des Kolons nachweisbar [11]. Das Schallbündel wird beim Auftreffen auf kalkreiche Strukturen nach vorne vollständig ausgelöscht (Schallschatten) und nach hinten vollständig reflektiert.

Es sei daran erinnert, daß Lebermetastasen (selten) kolliquativ-nekrotisch sein können. In diesem Fall wird das sonographische „Scatteringphänomen" immer undeutlicher. Das Vorhandensein von echoreichen Spots in einem echoarmen Areal ist auf nekrotisches Material zurückzuführen und erlaubt die sonographische Differentialdiagnose zu den Leberzysten (Abb. 3 e).

Einfluß des sonographischen Nachweises von Lebermetastasen auf die Wahl des Operationsverfahrens: Die Darstellung multipler Leberherde kann als sicherer Hinweis auf eine Metastasierung interpretiert werden. Die operative Entfernung des Primärtumors wird dann in erster Linie von der Allgemeinsituation des Patienten und etwaigen lokalen Komplikationen abhängen.

Komplexer ist die präoperative Planung, wenn sonographisch in der Leber eine solitäre Läsion oder mehrere nebeneinanderliegende Herde nachgewiesen werden. In diesem Fall kann die chirurgische Exzision der Metastasen bei gleichzeitiger chirurgischer Resektion des Primärtumors vorgeschlagen werden [23]. Die echoarmen, kalzifizierten, targetförmigen und nekrotisch-kolliquativen Leberareale bedürfen keiner weiteren Abklärung. Mittels intraoperativer sonographiegesteuerter Feinnadelbiopsie läßt sich der präoperative Sonographiebefund evaluieren. In der Tat wird das Auflösungsvermögen der Sonographie durch den direkten Kontakt des Schallkopfes mit der Leberoberfläche erheblich verbessert (Abb. 3 f). Bei den Tumoren, die einer Leberresektion zugeführt werden sollen, erfolgt die Bestätigung einer sonographisch diagnostizierten Lebermetastase mittels der transkutanen, sonographiegesteuerten Feinnadelbiopsie. Bei positivem histologischem Befund kann die Metastase chirurgisch entfernt werden. Zum gegenwärtigen Zeitpunkt ergibt die präoperative Sonographie nur wenige falsch-negative Ergebnisse.

Besondere Probleme in der präoperativen Abklärung ergeben sich, wenn die Sonographie echoreiche Raumforderungen in der Leber aufdeckt. In diesem Fall muß das *Vorliegen eines Leberangioms differentialdiagnostisch ausgeschlossen* werden. Ein Leberangiom bedarf in der Regel keiner chirurgischen Therapie. Das typische Gefäßknäuel des Leberangioms kann mit Hilfe der herkömmlichen Sonographie nicht dargestellt werden. Eine noch in klinischer Erprobung befindliche Nachweismethode ist die Farbdopplerechographie. In der Tat zeigen nur Computertomographie und Szintigraphie den intratumoralen Blutfluß des Angioms. Im kontrastmittelunterstützten CT-Scan (mit rascher

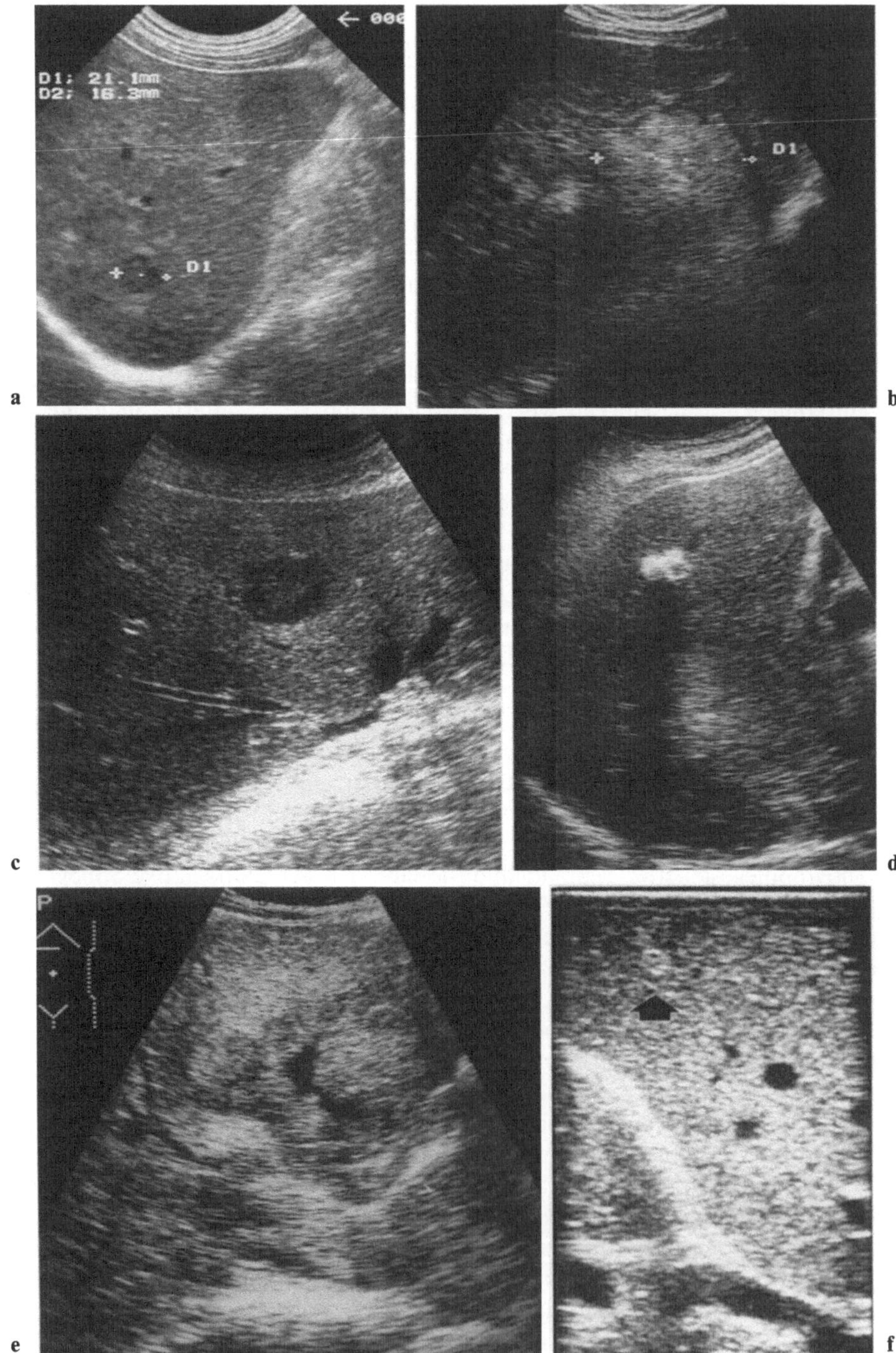

Infusion) sieht man zunächst eine Anreicherung des Kontrastmittels in der Peripherie der Läsion (Abb. 4b), die im Nativscan isodens erscheint (Abb. 4a). Erst in der 2. Scanphase verteilt sich das Kontrastmittel homogen über den Leberherd (Abb. 4c, d).

Die szintigraphische Methode zum Nachweis von Leberangiomen beruht auf der Injektion von radioaktiv markierten Erythrozyten. Das Gefäßknäuel des Angioms wird im Gegensatz zur konventionellen Szintigraphie in Form eines „heißen Knotens" dargestellt (Abb. 4e, f). Auf jeden Fall kann zur Differentialdiagnose zwischen Lebermetastase und Leberangiom die ultraschallgesteuerte perkutane Leberfeinnadelbiopsie herangezogen werden.

Computertomographie. Bei der Identifizierung von Lebermetastasen ist die Computertomographie keine Methode der ersten Wahl. Sie dient, ebenso wie die Magnetresonanztomographie, vielmehr der Ergänzung der Informationen, die durch die Sonographie gewonnen wurden. Im CT-Bild beruht der Kontrast auf den unterschiedlichen Dichtegradienten der verschiedenen Gewebe. Der Kontrast des CT-Bildes ist 10mal größer als im konventionellen Röntgenbild.

Die große Mehrzahl der Lebermetastasen zeigt sich als hypodenses, schlecht begrenztes Areal (Abb. 5a). Die Computertomographie kann auch Kalkablagerungen (Abb. 5d) und nekrotisch-kolliquative Umwandlungen darstellen. Da die Aussagekraft der CT-Bilder begrenzt ist (hypodenses Areal), ist *Kontrastmittel zur weiteren Differenzierung erforderlich.*

Es kommen wasserlösliche, jodhaltige Kontrastmittel zur Anwendung, um den Kontrast des Nativ-CT-Bildes zu verbessern (Abb. 5a). Nach Kontrastmittelgabe sollten gefäßreiche Läsionen hyperdens, gefäßarme Areale hypodens erscheinen. Voraussetzung, um zu diesen Bildinformationen zu kommen, wäre eine Aufnahme in der frühen arteriellen Phase der Kontrastmittelanflutung. Das ist aber aus 2 Gründen praktisch nicht möglich: Erstens müßte ein großer Bolus (60 ml) von jodhaltigem Kontrastmittel (80%) innerhalb von 10 s intravenös injiziert werden, was vom Patienten u. U. nicht vertragen wird. Zweitens müßte der Computertomograph auf die Zielebene fokussiert werden, d. h. die gesuchte Läsion müßte bereits a priori im Nativscan identifiziert werden (hypodense Areale). Leider sind Lebermetastasen im Nativscan nicht selten isodens darstellbar (Abb. 5e), was zu einer Kontrastmitteluntersuchung der gesamten Leber zwingt (Abb. 5f).

Aus diesem Grund zieht man der Bolusinjektion in der Praxis die rasche Injektion eines Kontrastmittels mit niedrigem Jodgehalt (120 ml einer 60%igen Jodlösung) vor und beginnt den Scan nach Injektion der halben Kon-

---

Abb. 3a–f. Die Sonographie bei Lebermetastasen des Rektumkarzinoms. **a** Echoarme kleine Metastase im rechten Leberlappen. **b** Große echoreiche Metastase im linken Lappen. **c** Metastasen im Lobus quadratus mit echoarmem Rand und echoreichem Kern. **d** Kleine Metastase des rechten Leberlappens, besonders echoreich wegen Verkalkungen. **e** Große kolliquierte Metastase des linken Lappens mit inhomogenem Echomuster. **f** Intraoperative Sonographie. Kleine echoreiche Metastase (*Pfeil*) des rechten Leberlappens

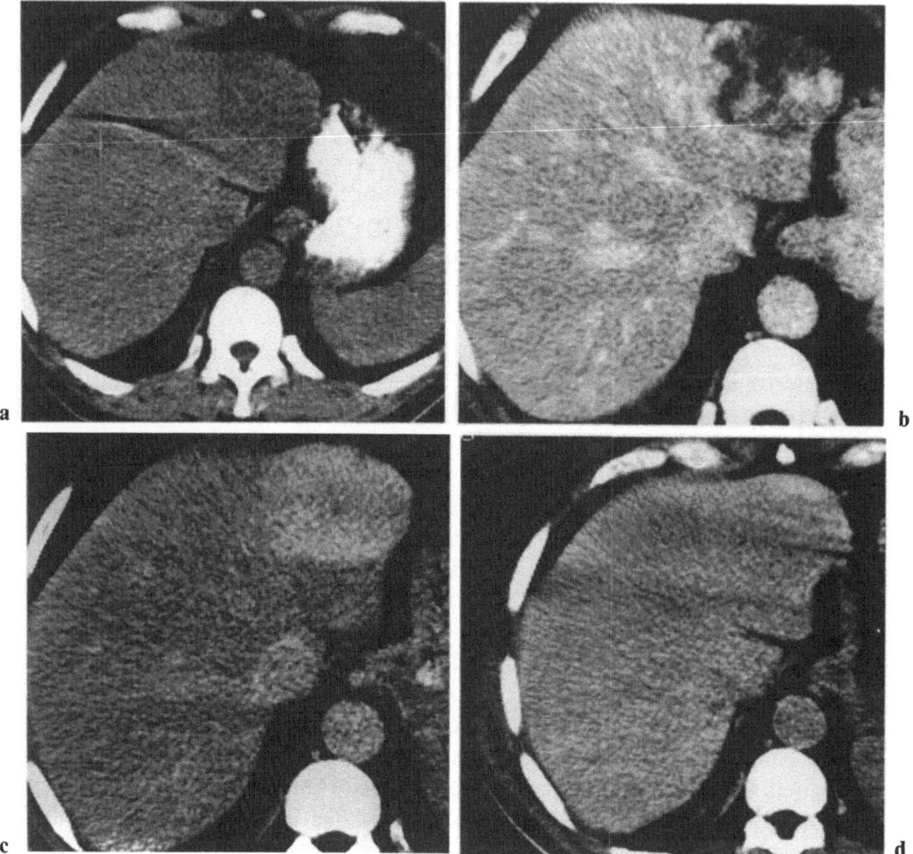

Abb. 4a–f. Darstellung des Leberhämangioms. **a–d** Angiom bei einem asymptomatischen Patienten, CT. Nativ (**a**) Hypodenser Herd im linken Leberlappen. Nach rascher Kontrastmittelinfusion kommt es zu einer inhomogenen peripheren Anreicherung (**b**) mit darauffolgender (20 min) homogener Verschattung (**c**). Nach 60 min ist die Läsion isodens (**d**). **e, f** Leberhämangiom bei einem asymptomatischen Patienten. Leberszintigraphie mit kolloidalem Mittel (**e**): Aussparung im Bereich der Leberkuppel (*Pfeile*). Mit radioaktivierten Erythrozyten (**f**) wird das „kalte" Areal „heiß" (*Pfeile*)

trastmittelmenge. Unter diesen Bedingungen ist die arterielle Leberperfusionsphase nicht mehr beurteilbar, während dies in der venösen Perfusionsphase gelingen kann.

Bei CT-Bildern, die mit dieser Technik erstellt worden sind, ist folgendes zu beachten:

1. Durch das Kontrastmittel wird der Dichtegradient zwischen Leberparenchym und Metastasengewebe verstärkt: Die Metastasen bleiben hypodens, während das gesunde Parenchym hyperdens dargestellt wird (besonders ausgeprägt in der Grenzschicht zwischen Metastase und Parenchym; Abb. 5b).

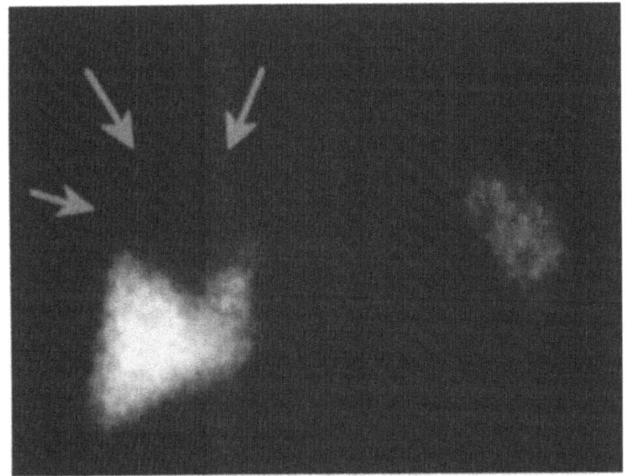

e

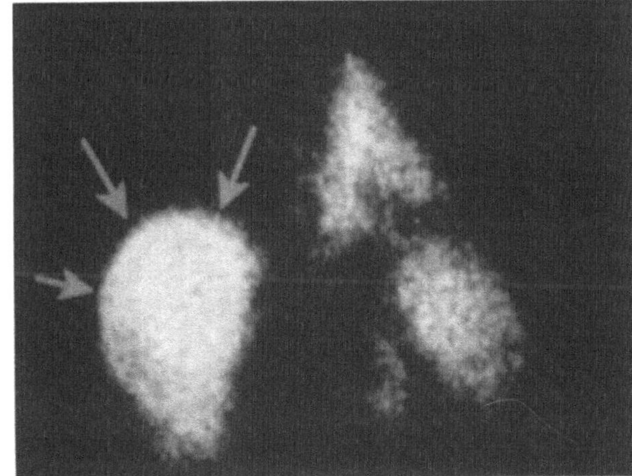

f   **Abb. 4e, f**

Das metastatische Areal zeigt häufig eine Targetkonfiguration mit größter Hypodensität im Zentrum der Läsion. Nach Ablauf von 30 min hingegen wird die Randzone der Metastase zunehmend hyperdens.

2. Die Kontrastscans des Leberangioms sind bereits beschrieben worden (s. S. 41 u. 42, Abb. 4).

3. Die Kontrastscans des Leberzellkarzinoms sind denen der Lebermetastasen sehr ähnlich. In diesem Fall beruht die Hypodensität der Läsion auf der neoplastischen Zerstörung der Portalvenenäste und der Parenchymstruktur. Die Kompression des umliegenden Parenchyms führt zu einer venösen Stauung, was zur Entstehung des hyperdensen Randsaums führt (Abb. 6b, c).

4. Die fokale noduläre Hyperplasie zeigt sich im Nativscan als hypodenses Areal (Abb. 6d). Bei Anwendung von Kontrastmittel wird die Läsion anfänglich hyperdens mit zentralem hypodensem „Scar" (Abb. 6e). In der Folge wird sie isodens mit hyperdensem „Scar" (Abb. 6f) [19].

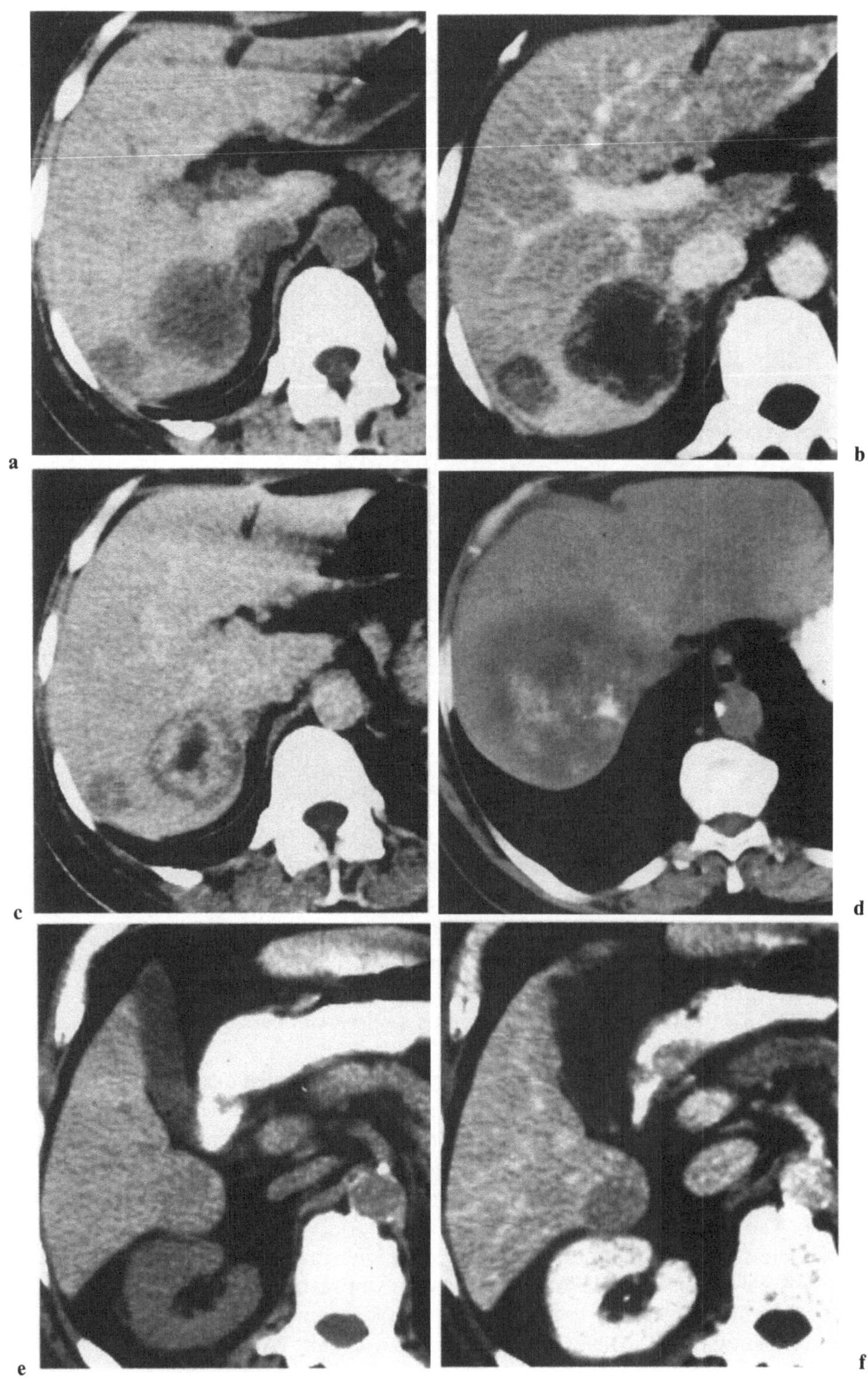

Die Anwendung von Nativ- oder Kontrastmittel-CT-Untersuchungen ist nur dann gerechtfertigt, wenn die Sonographie nicht aussagekräftig genug ist. Wir erinnern daran, daß die Sensitivität der beiden Methoden zwischen 80 und 90% liegt [1, 7, 11, 26, 29]. Da die falsch-negativen Aussagen einer Methode nicht notwendigerweise den real positiven Aussagen der anderen Methode entsprechen müssen, ist die routinemäßige Anwendung beider Untersuchungsverfahren ökonomisch nicht zu rechtfertigen [17].

Magnetresonanztomographie. Was die Magnetresonanztomographie anbelangt, ist die klinische Erfahrung in der Aufdeckung von Lebermetastasen noch zu gering, um wertende Vergleiche mit Sonographie und CT anstellen zu können [15].

Die Magnetresonanztomographie beruht auf den unterschiedlichen magnetischen Eigenschaften der Wasserstoffkerne. Zunächst müssen die Feldrichtungen der magnetischen „Micro-fields" parallel zur kraniokaudalen Körperachse ausgerichtet werden. Dies geschieht mit Hilfe eines starken äußeren Magnetfeldes. In der Folge werden die derart ausgerichteten Wasserstoffprotonen mittels Radiowellen von der vertikalen Einheitsrichtung des Magnetfeldes abgelenkt. Nach Abschalten der Radiowellen kehren die Feldvektoren der Wasserstoffprotonen spontan in die vom äußeren Magnetfeld vorgegebene vertikale Ausrichtung zurück (relaxing). Dabei emittieren sie die gleiche Energie, die von den Radiowellen zur Ablenkung benötigt wurde. Auf diese Weise kommt das MR-Bild zustande. Die Art des „Relaxing" hängt von der chemischen Bindung ab, in der sich die Wasserstoffprotonen befinden. Die Besonderheit des MR-Bildes ist einerseits von der Dauer der Stimulationssequenz abhängig, und andererseits vom Zeitpunkt der Relaxationsphase, zu dem die emittierten Radiowellen registriert werden (T1-gewichtete Bilder und T2-gewichtete Bilder; Abb. 7a, b).

Da die an Wassermoleküle gebundenen Wasserstoffprotonen eine lange Relaxationszeit aufweisen, ist das von der Metastase (i. allg. ödematös) ausgesandte Signal in der T1-gewichteten Aufnahme gegenüber dem normalen Lebersignal schwächer (dunkle Färbung) (Abb. 7c). In der T2-gewichteten Aufnahme hingegen sendet die Metastase ein stärkeres Signal aus und erscheint somit heller als das gesunde Parenchym, in dem die Relaxation bereits abgeschlossen ist (Abb. 7d).

Um den Kontrast des MR-Bildes zu erhöhen, bedient man sich in der Magnetresonanztomographie besonderer Kontrastmittel („paramagnetisch"), die die Relaxationszeiten der Protonen verkürzen [2, 22]. Aus diesem Grund kön-

---

Abb. 5a–f. CT bei Lebermetastasen des Rektumkarzinoms. Axiale Schichtung. **a–c** Kontrastmittelanreicherung der Metastasen. Nativ (**a**): 2 hypodense Raumforderungen im rechten Leberlappen. Nach rascher Kontrastmittelinfusion bleiben Kern und Peripherie der Läsion hypodens, während das umgebende Lebergewebe Kontrastmittel anreichert. Später (**c**) bleibt der Kern der Läsion hypodens, die Peripherie wird hyperdens und hebt sich durch einen hypodensen Ring vom umgebenden Lebergewebe ab. **d** Große hypodense Raumforderung mit zahlreichen Kalzifizierungen. **e, f** Eine isodense Metastase des rechten Leberlappens kann unmöglich dargestellt werden (**e**) und wird nur nach rascher Kontrastmittelinfusion als hypodenses Gebilde (**f**), umgeben von kontrastmittelangereichertem Lebergewebe, evident

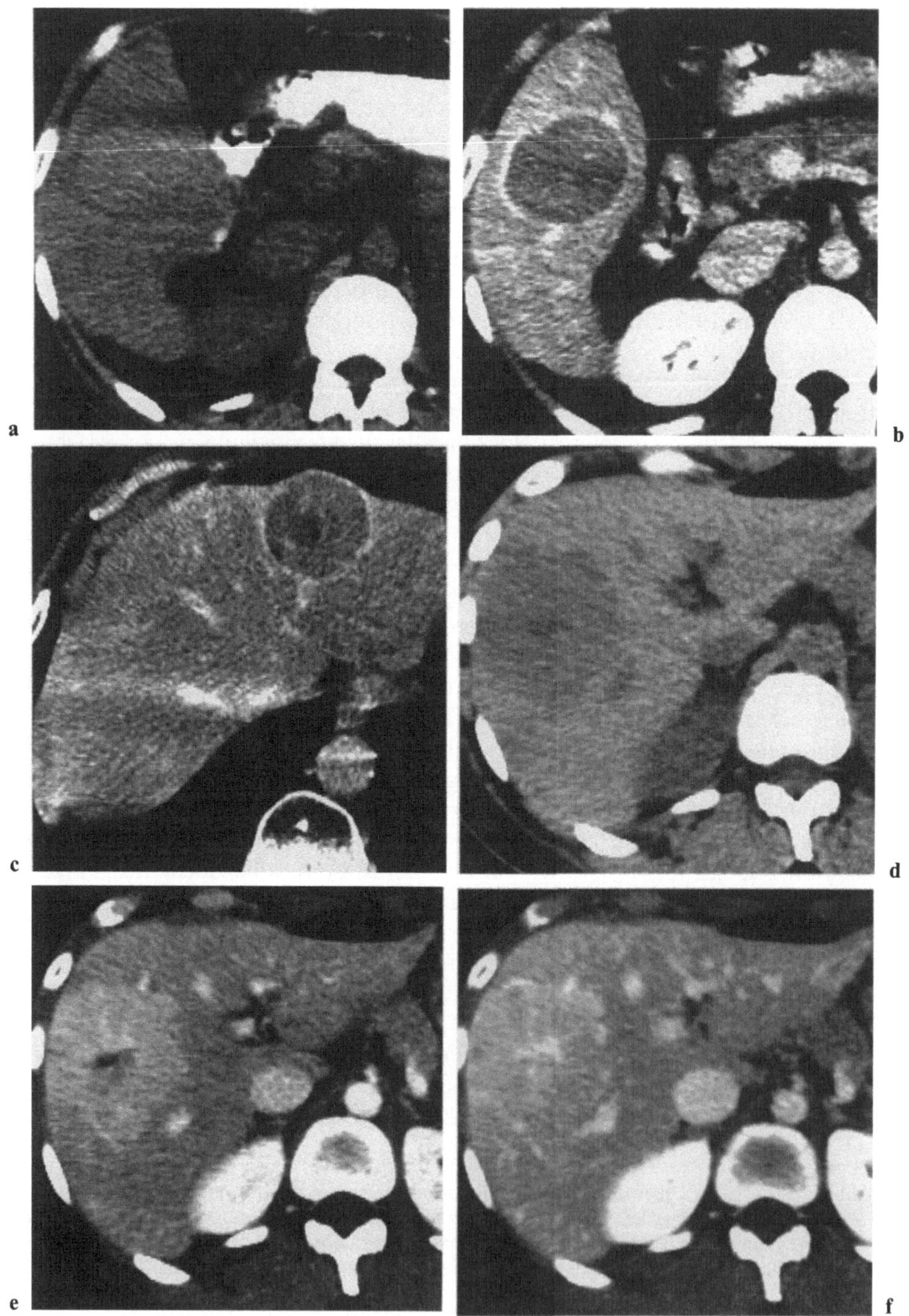

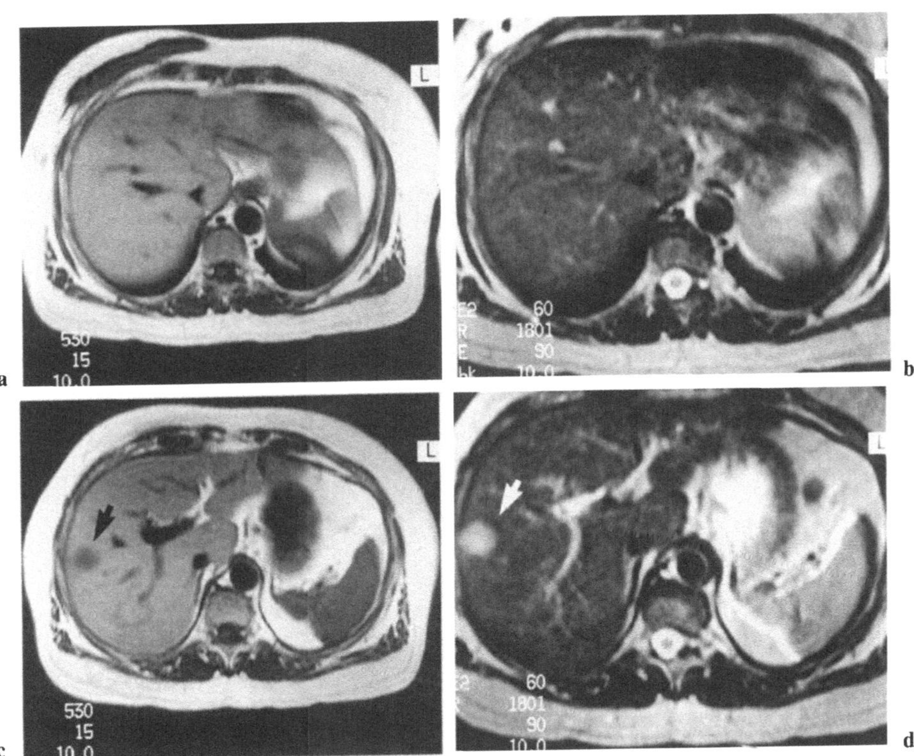

Abb. 7 a–d. Die Magnetresonanz bei Lebermetastasen des Rektumkarzinoms. **a, b** Normalbefund. T1-gewichtete Aufnahmen: Das Signal hat eine mittlere Intensität im Vergleich zur hohen Intensität des subkutanen Fettes und zur niedrigen Intensität des Liquors (*dunkel*). In den T2-gewichteten Aufnahmen (**b**) ist das Signal des Leber- und Fettgewebes schwach, das des Liquors hoch. **c, d** Rektumkarzinommetastasen im rechten Leberlappen. In der T1-gewichteten Aufnahme ist das Signal der Metastasen (*Pfeil*) weniger stark als das des umgebenden Gewebes. In der Spätaufnahme, T2-gewichtet (**d**), ist das Signal der Metastasen deutlich verschärft

Abb. 6 a–f. CT beim Leberkarzinom. **a, b** Leberkarzinom rechts. Die Läsion erscheint hyperdens (**a**), weil das umgebende Lebergewebe hypodens ist (Fettleber). Nach Kontrastmittelinfusion (**b**) kommt es zu einem „enhancement" des Leberparenchyms, die fokale Läsion wird relativ hypodens. **c** Leberkarzinom links. Nach rascher Kontrastmittelinfusion kommt ein dünner hyperdenser Ring mit unregelmäßigem hypodensen Kern zur Darstellung. **d–f** Fokal noduläre Hyperplasie. Nativ hypodense große unregelmäßig begrenzte Raumforderung rechts. Nach rascher Kontrastmittelinjektion (**e**) deutliche Darstellung des Herdes mit hypodensem zentralem Kern („scar"). Schließlich wird der Herd wieder isodens mit Ausnahme des Kerns („scar"), der stark angereichert bleibt

G. F. Pistolesi et al.

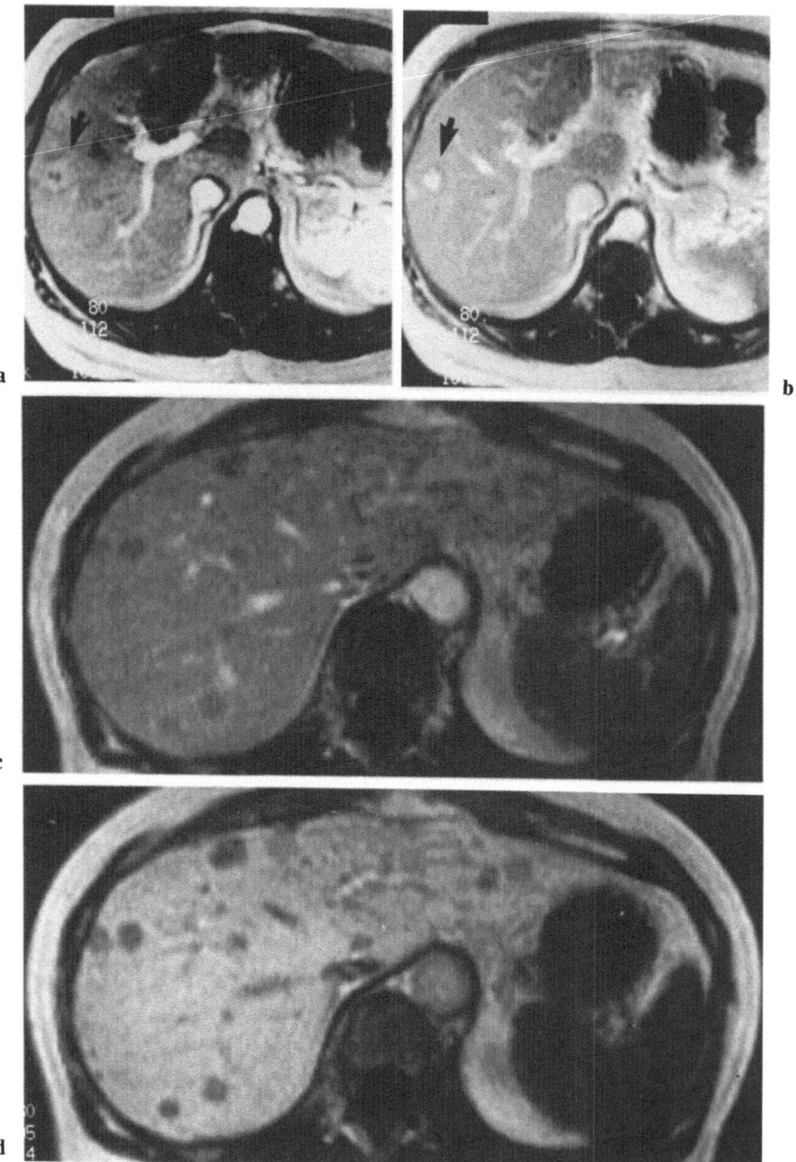

Abb. 8a–d. Die „paramagnetischen" Kontrastmittel bei der Darstellung von Lebermetastasen des Rektumkarzinoms. **a, b** Gd-DTPA i.v. Ausschließlich T1-gewichtete Aufnahmen. In der Frühphase (**a**), 20 s nach Kontrastmittelinjektion, starker Parenchymeffekt um die Metastase herum (*Pfeil*). In der Spätphase (**b**), 5 min nach der Kontrastmittelinjektion, kommt die Metastase scharf zur Darstellung. **c, d** Gd-BOPTA i.v. T1-gewichtete Aufnahmen. In der Frühphase (**c**), 45 min nach dem KM-Bolus, mäßige Parenchymanfärbung um die multiplen Metastasen in beiden Leberlappen herum. In der Spätphase (**d**), 2 h nach dem Kontrastmittelbolus, starke Parenchymanfärbung (biliäre Hepatographie), wodurch die Metastasen mit schwacher Anreicherung deutlich hervortreten

nen bei Anwendung von Kontrastmittel nur die T1-gewichteten Bilder betrachtet werden. Die am häufigsten verwendete Substanz ist das Gadolinium in 2 unterschiedlichen Zubereitungen (Gadolinium-DTPA, Gadolinium-BOPTA).

Durch Gadolinium-DTPA wird das Signal des Interstitiums, in dem sich das Kontrastmittel ansammelt, verstärkt wiedergegeben (Abb. 8a). In einer 2. Phase (Abb. 8b) reichert sich das paramagnetische Kontrastmittel im Tumorgewebe selektiv an. Somit erscheint nunmehr das Tumorgewebe signalintensiver als die Umgebung.

Gadolinium-BOPTA hingegen reichert sich selektiv in den Hepatozyten an, weswegen das hepatozytenarme Tumorgewebe signalschwächer erscheint [14] (Abb. 8c). In der 2. Phase wird das Kontrastmittel von den Leberzellen in die Gallenwege ausgeschieden, was zu einer weiteren Verstärkung des parenchymalen Signals führt (Abb. 8d). Das Tumorgewebe, das keine Gallenkapillaren aufweist, bleibt signalschwach.

Seit kurzem ist ein eisenoxidhaltiges Kontrastmittel in Erprobung, das sich selektiv in den Kupffer-Sternzellen anreichert [6].

Zum gegenwärtigen Zeitpunkt kann die Magnetresonanztomographie nur empfohlen werden, wenn Sonographie und CT zur Abklärung der Lebermetastasen des Rektumkarzinoms nicht ausreichen.

Lungen- und andere Fernmetastasen

Ungefähr 8% der Rektumkarzinome metastasieren in die Lunge [9]. Häufig läßt sich ein metastatischer Rundherd nicht von einem peripheren Bronchuskarzinom abgrenzen. Das Vorhandensein von multiplen Läsionen spricht eher für eine Sekundärgeschwulst. Eine sichere Diagnose kann sich aus der Feinnadelbiopsie ergeben.

Ist nur eine solitäre „coin lesion" in der Lunge vorhanden (ohne Lebermetastasierung), sollte man den metastatischen Rundherd chirurgisch entfernen, unabhängig von der geplanten chirurgischen Therapie des Rektumkarzinoms [5, 9].

Der Nachweis von anderen Fernmetastasen ist aufgrund ihrer Seltenheit für das präoperative Staging nicht von Bedeutung.

Regionale Ausbreitung

Zweifelsohne sind die Informationen über eine eventuelle regionale extramurale Ausbreitung des Primärtumors entscheidend für die Planung der chirurgischen Behandlung des tiefen Rektumkarzinoms.

Die *konventionelle Radiologie* ist zwar in der Lage, den Tumor im Rektum nachzuweisen (Abb. 1a, b), versagt aber bei der Analyse des perirektalen Gewebes. So kann eine lokoregionäre Invasion des Tumors nur durch die Darstellung einer Beteiligung anliegender Organe (Harnblase, Ureteren, Os sacrum

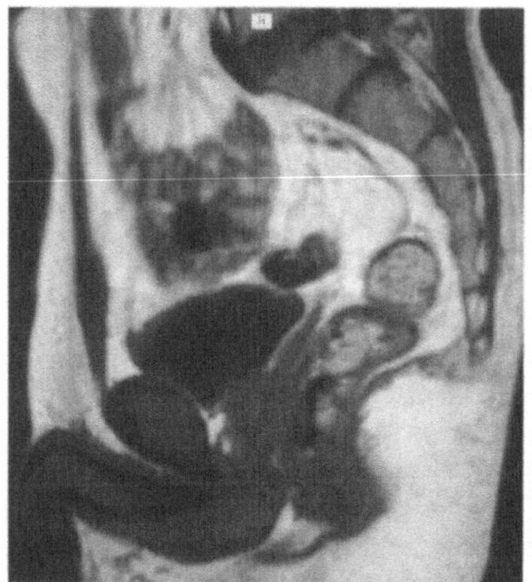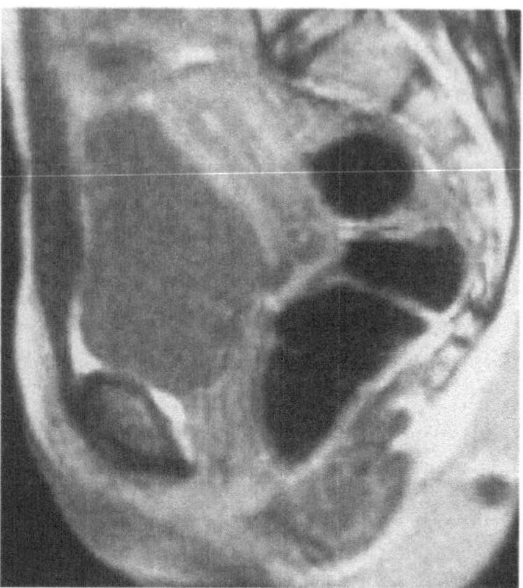

Abb. 9a, b. Darstellung des kleinen Beckens mittels Magnetresonanz. a Sagittale Aufnahme median, beim Mann: Beziehung zwischen Rektumampulle und Prostata bzw. Samenbläschen. b Bei der Frau: Die Beziehung zwischen Rektumampulle und Uterus bzw. Vagina

etc.) nachgewiesen werden. Das bedeutet eine große diagnostische Lücke zwischen der eigentlichen perirektalen Invasion (T3) und der zeitlich viel später erfolgenden Infiltration benachbarter Organe (T4).

Analog dazu ist die konventionelle Radiologie ungeeignet, den Befall der regionären Lymphknoten nachzuweisen. Die bipedale Lymphographie stellt ihrerseits nur die Lymphknoten der A. iliaca externa und communis dar. Außerdem hat sie eine nur geringe Sensitivität und Spezifität beim Nachweis metastatischer Läsionen (intranodale Füllungsdefekte, Überspringen von einzelnen Lymphknoten etc.). Aus diesem Grund spielt die Lymphographie in der präoperativen Abklärung des Rektumkarzinoms eine untergeordnete Rolle.

Die diagnostische Lücke ist durch die modernen Imagingverfahren überwunden worden. Computer- und Magnetresonanztomographie sind in der Lage, alle Strukturen des Körpers „coast to coast" und dreidimensional zu erkunden (Abb. 9) [3, 16, 18].

Die Rektumampulle wird von der Muskulatur des Beckenbodens gestützt [1, 3, 16, 18]. Die räumliche Anordnung des M. levator ani wird am besten in der Frontalebene dargestellt, sowohl mit CT als auch mit MRI (Abb. 10a, b). Auf diese Weise kann die Verschmelzung des M. puborectalis mit der Längsmuskulatur des Rektums (Abb. 10b) exakt dargestellt werden. Dies gilt auch für den Verlauf des Analkanals im Perineum.

Der Kanal, der vom trichterförmigen M. levator ani begrenzt wird und der sich in kraniokaudaler Richtung verjüngt, wird mittels CT dargestellt (Abb. 10c, d). In kaudokranialer Richtung wird auch die Fossa ischiorectalis immer kleiner bzw. die perirektale Loge wird immer größer dargestellt.

Mittels CT und MRI läßt sich auch das perirektale Grenzlamellensystem zeigen [20]. Es handelt sich dabei um ein ovales Gebilde, das das Rektum und

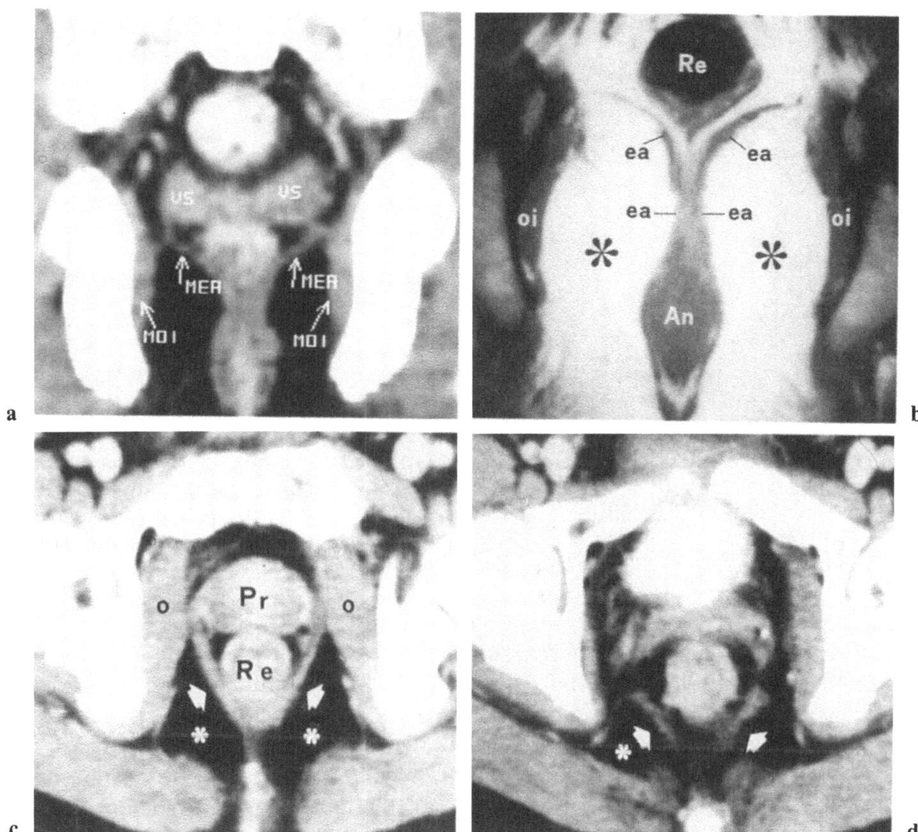

Abb. 10a–d. Darstellung des Beckenbodens. **a** Koronare CT-Aufnahme. In Höhe der Samenbläschen ist der M. levator ani (*MEA*) deutlich zu erkennen. *MOI* M. obturatorius internus. **b** MR-Aufnahme, koronar, in Höhe des Analkanals. Der M. levator ani verjüngt sich rasch zum Anus hin und bildet den Trichter, in den die distale Ampulle eintaucht (*Re*). *An* Analkanal, *oi* Mm. obturatorii interni, *Sternchen* Fossae ischiorectales. **c** CT in Höhe der distalen Rektumampulle (*Re*), Muskeltrichter (*Pfeile*), vorne begrenzt von der Prostata (*Pr*). *Sternchen* Fossae ischiorectales, *oi* Mm. obturatorii interni. **d** CT in Höhe des mittleren Rektumdrittels (kontrahiert). Man erkennt die kontrastmittelgefüllte Blase und die Samenbläschen. Der Muskeltrichter (*Pfeile*) entfernt sich von der Rektumampulle (*Sternchen* Fossae ischiorectales)

die anderen viszeralen Strukturen des kleinen Beckens zwischen Peritoneum (kranial) und muskulärem Beckenboden (kaudal) umhüllt. Diese anatomische Struktur trennt die Harnblase, die Samenbläschen, die Prostata, die Cervix uteri, das obere Scheidendrittel und die Rektumampulle vom lockeren Gewebe des Beckens. Das Lamellensystem erfüllt 2 Aufgaben: Es fixiert die extraperitonealen Organe im kleinen Becken und bildet eine Barriere gegen pathologische Prozesse, die sowohl von außen eindringen als auch vom Inneren des Grenzlamellensystems nach außen vordringen können [16, 18].

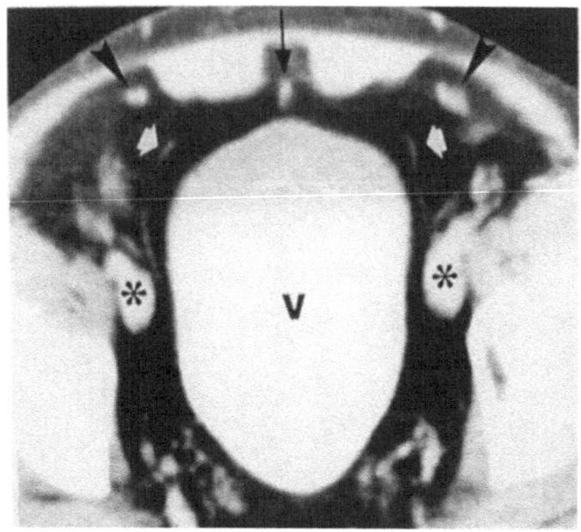 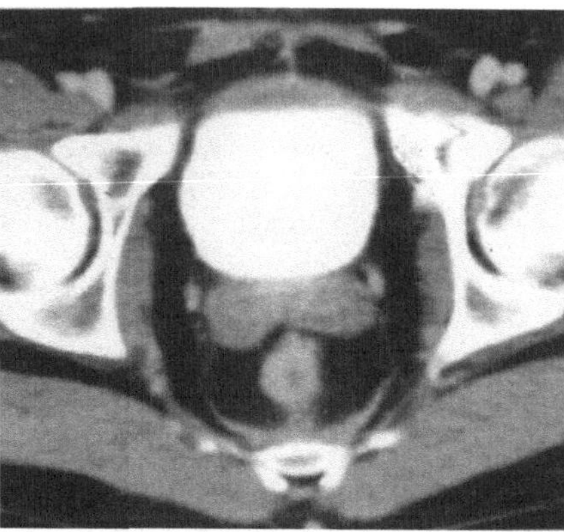

a   b

Abb. 11a,b. Faszienskelett der extraperitonealen Viscera pelvis. **a** CT in Höhe der Blasen-kuppel. Die vesikoumbilikale Faszie (*weiße Pfeile*) ist erkennbar, die den perivesikalen Raum abgrenzt, längs dem Profil der Blase (*V*) verlaufend. Davor der Urachus (*Pfeile* auf der Mit-tellinie) und die vesikoumbilikalen Bänder (*Pfeilspitzen*). *Sternchen* Vasa iliaca externa. **b** CT in Höhe der Samenbläschen. Die Fascia pelvis visceralis kommt gut zur Darstellung. Die Denonvillier-Faszie verläuft entlang der Samenbläschen

CT und MRI machen das Grenzlamellensystem durch Darstellung der Fascia umbilicovesicalis (die vorne und seitlich die Harnblase umhüllt) und der Fascia pelvica visceralis (die die Ampulla recti einscheidet) sichtbar (Abb. 11). Auf hal-ber Höhe des „Grenzlamellenovoids" befindet sich ein Stützpfeiler, der bei der Frau von der Fascia rectovaginalis und von den Parametrien, beim Mann von der Fascia prostatoperinealis (Denonvillier) gebildet wird. Es entstehen so 2 ge-trennte Kompartimente: das perivesikale und das perirektale Kompartiment.

Die modernen Imagingverfahren sollen im Laufe des lokoregionalen Sta-gings des distalen Rektumkarzinoms die *Frage klären, ob die pathologisch-anatomischen Voraussetzungen für eine lokale Exzision bestehen.*

Für die lokale Exzision eines ampullären Karzinoms ist es wichtig, eine In-vasion der Muscularis propria zu erkennen, die nur mittels der rektalen Endo-sonographie nachgewiesen werden kann [9]. CT und MRI sind nicht in der Lage, T1- von T2-Tumoren zu unterscheiden (Abb. 12a).

Abb. 12a–f. Darstellung der Ausbreitung der Rektumtumoren per continuitatem (CT-Bil-der). **a** Tumor der Vorderwand der Rektumampulle. Es ist keine Ausbreitung über die Rek-tumwand hinaus festzustellen. Kein Hinweis über die Tumorinfiltration der Rektumwand selbst. Histologisch: pT2. **b** Tumor der Rektumampulle rechts-lateral. Ausläufer perirektal mit Verdickung der Fascia pelvis visceralis (*Pfeile*), was deutlich im Vergleich mit der Gegen-seite zum Ausdruck kommt (*Pfeile*). Histologisch: pT2; perirektale Entzündung ohne Tu-morinfiltration. **c, d** Tumor linkslateral in 2 verschiedenen Schichten: Tumorausläufer peri-rektal (**c**). Ausläufer zur Fascia visceralis pelvis, die verdickt und verzogen erscheint (**d**). Hi-stologisch: pT3. **e** Großer Tumor, der perirektal rechts vorwächst; die Fascia pelvis visceralis ist verdickt, wird aber nicht überschritten (Barrierefunktion). Infiltration der Samenbläs-chen homolateral (pT4). **f** Großer Tumor, der perirektal rechts vorwächst; die Fascia pelvis visceralis wird überschritten, der M. obturatorius internus infiltriert (pT4)

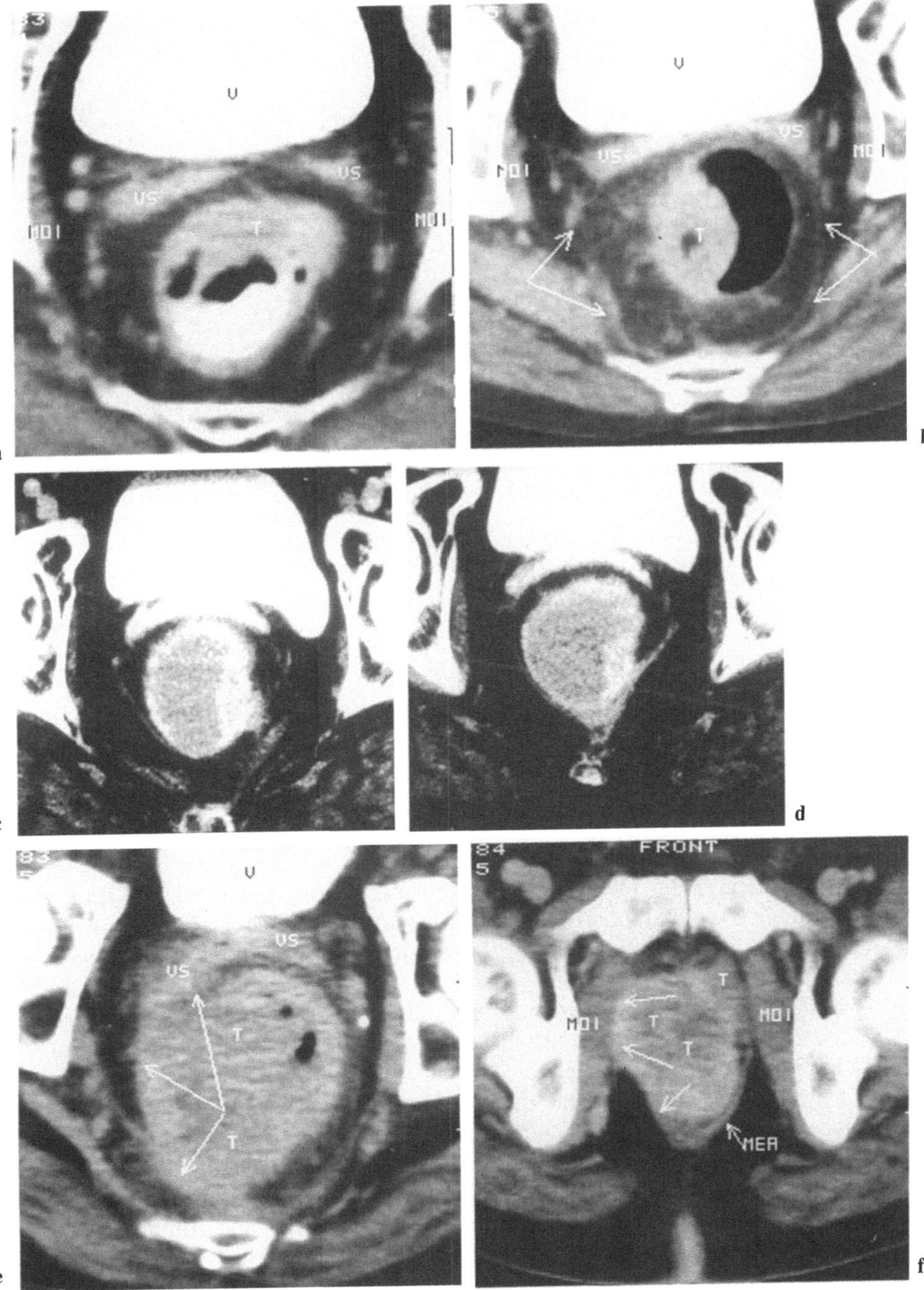

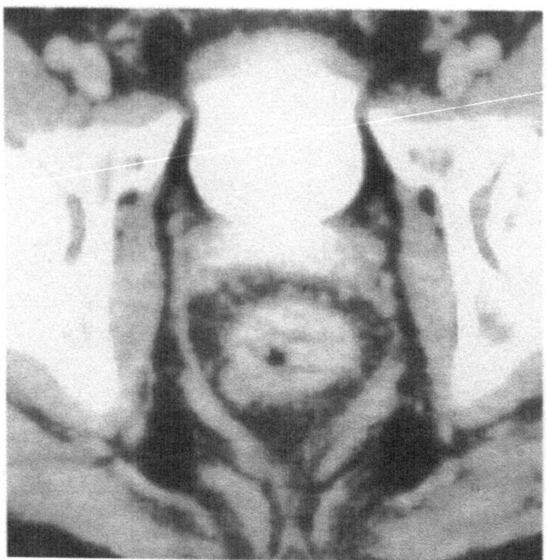
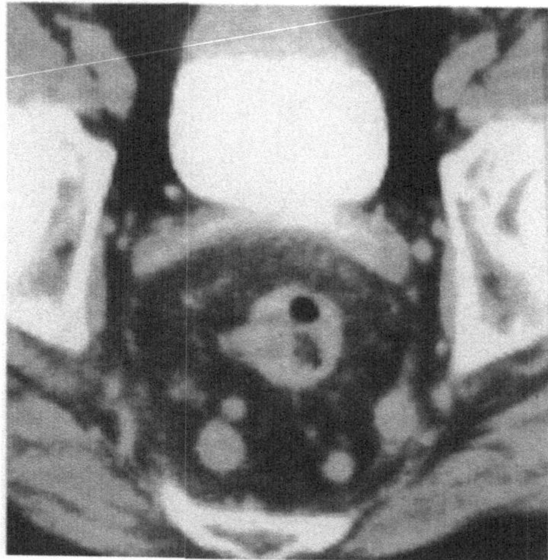

Abb. 13a – d. Darstellung der Ausbreitung der Rektumtumoren auf dem Lymphwege. **a** CT: Zarte Ausläufer perirektal mit Verdickung der Fascia pelvis visceralis. Ein vergrößerter Lymphknoten rechts neben der Rektumampulle. **b** CT: Ein Tumorausläufer wächst von der Ampulle nach rechts vor. Einige vergrößerte Lymphknoten perirektal. **c, d** MR: koronar (**c**) und axial (**d**): Einige Lymphknoten perirektal

In der präoperativen Vorbereitung eines lokal-chirurgischen Vorgehens spielt die regionäre Lymphknotenmetastasierung eine entscheidende Rolle. In der Tat ist eine lokale Exzision nur bei Fehlen jeglichen Lymphknotenbefalls gerechtfertigt. Der Nachweis von befallenen Lymphknoten kann mittels Sonographie, CT (Abb. 13a, b) und MRI (Abb. 13c, d) erbracht werden, allerdings mit einer hohen Inzidenz von falsch-negativen Befunden [21, 25]. Aus diesem Grunde bevorzugt man eine Abschätzung der Lymphknotenmetastasierung durch Beurteilung der Invasionstiefe des Primärtumors mittels rektaler Endosonographie. Das „kalkulierte Risiko" der sonographischen T1-Tumoren kann evtl. durch eine zusätzliche CT-Untersuchung noch besser abgeschätzt werden.

In der *Planung einer tiefen anterioren Resektion oder einer abdominoperinealen Exstirpation* ist es von entscheidender Bedeutung, limitierende pathologische Befunde auszuschließen.

Mit CT und MRI kann eine lokale Tumorinvasion in Form von fingerförmigen Ausläufern in die perirektale Loge sicher identifiziert werden (Abb. 12b). Leider entspricht der hohen Sensitivität der Imagingverfahren in der Exploration der Perirektalloge keine vergleichbare Spezifität. In der Tat ist es nicht möglich, die genannten Veränderungen, die für eine Tumorinvasion sprechen, von einer entzündlichen Begleitreaktion des Tumors (beim ulzerierten Rektumkarzinom fast immer vorhanden) abzugrenzen.

So können die entzündlichen Reaktionen die Fascia pelvis visceralis erreichen und verdichten (Abb. 12b): Auch dieser Befund ist also kein sicheres Zeichen für eine Tumorausbreitung.

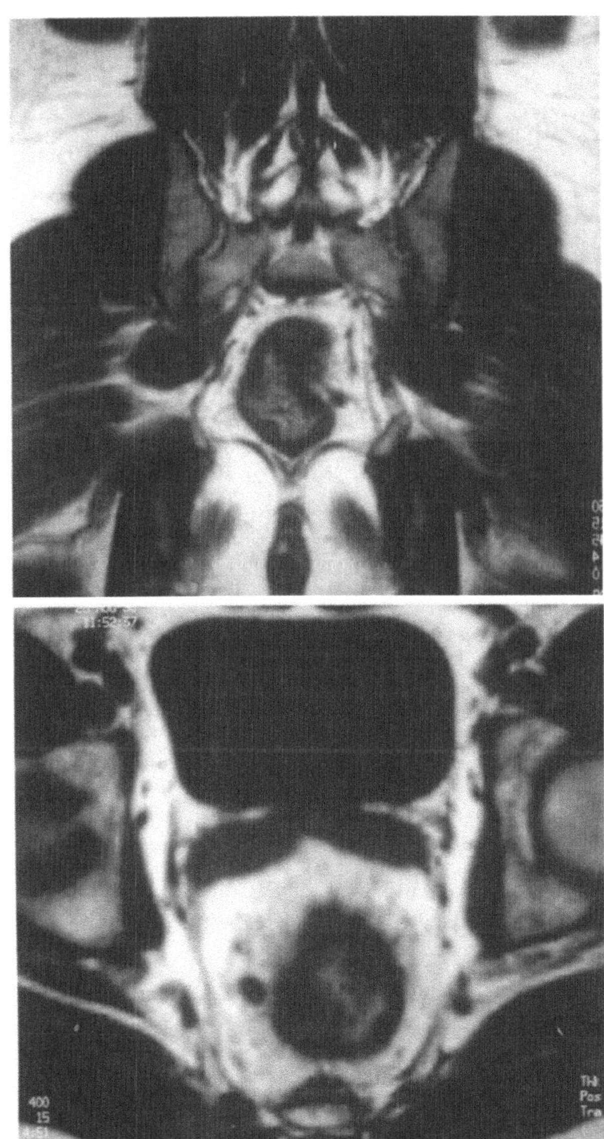

Abb. 13c, d

Kein Zweifel bei der Interpretation besteht jedoch bei einem T3-Tumor, wenn die „Tumordigits" nicht nur die Fascia pelvica erreichen und verdichten, sondern auch in Richtung der Rektumampulle ziehen (Abb. 12c, d).

Da das „Ovoid" eine Barrierefunktion gegenüber vordringenden Tumoren erfüllt, kann ein Tumorbefall der im Inneren des Ovoids gelegenen Organe (Uterus, Vagina, Prostata, Harnblase und Samenbläschen) häufiger nachgewiesen werden (Abb. 12e) als bei den außerhalb gelegenen Strukturen (Abb. 12f).

Literatur

1. Barbi E, D'Attoma N, Franco F, Caudana R, Martelli S, Morgante D (1990) L'Imaging della alterata funzione retto-anale. In: Delaini GG (ed) Atti Convegno Internazionale: Attualità chirurgiche nelle malattie non neoplastiche del colon-retto. Cortella, Verona, pp 109–117
2. Brasch RC (1992) New directions in the development of MR Imaging contrast media. Radiology 183:1–11
3. Caudana R, Pregarz M, D'Attoma N, Barbi E, Politi A, Morelli N, Residori E (1990) Pavimento pelvico ed Imaging. In: Delaini GG (ed) Atti Convegno Internazionale: Attualità chirurgiche nelle malattie non neoplastiche del colon-retto. Verona, pp 95–108
4. Charnley RM, Morris DL, Dennison AR, Amar SS, Hardcastle JD (1991) Detection of colorectal liver metastases using intraoperative ultrasonography. Br J Surg 78:45–48
5. De Vita VT Jr, Hellman S, Rosenberg SA (1982) Cancer. Principles and practice of oncology. Lippincott, Philadelphia
6. Ferrucci JT, Stark DD (1990) Ironoxide-enhanced MR-Imaging of the liver and spleen: review of the first 5 years. AJR 155:943–950
7. Freeny PC, Marks WM, Ryan JA, Bolen JW (1986) Colorectal carcinoma evaluation with CT: preoperative staging and detection of postoperative recurrence. Radiology 158:347–353
8. Gall FP, Hermanek P (1992) Update of the German experience with local excision of rectal cancer. Surg Oncol Clin North Am 1:99–109
9. Goligher J (1984) Surgery of the anus, rectum and colon. Bailliere Tindall, London
10. Hohenberger W, Hermanek P Jr, Hermanek P, Gall FP (1992) Decision-making in curative rectum carcinoma surgery. Onkologie 15:209–220
11. Letourneau JG, Thompson WM, Goldberg ME, Snover DC, Grage TB, Frick MP (1988) Progressive CT appearance of hepatic metastases from colorectal carcinoma. Gastrointest Radiol 13:145–151
12. Marchal GJ, Pylyser K, Tshibwabwa-Tumba EA, Verbeken EK, Oyen RH, Baert AL, Lauweryns JM (1985) Anechoic halo in solid liver tumors: microangiographic and histologic correlation. Radiology 156:479–483
13. Minsky BD, Mies C, Recht A, Rich TA, Chaffey JT (1988) Resectable adenocarcinoma of the rectosigmoid and rectum. I. Patterns of failure and survival. Cancer 61:1408–1416
14. Morana G, Caudana R, Nicoli N, Pirovano G, Marchiori L, Cerini R, Pistolesi GF (1992) Imaging RM della patologia epatica focale con Gd-BOPTA: risultati clinici preliminari. In: Simonetti G (ed) Contributo della ricerca italiana nello sviluppo dei mezzi di contrasto „1992". SIRM, Roma, pp 133–149
15. Outwater E, Tomaszewski JE, Daly JM, Kressel HY (1991) Hepatic colorectal metastases: correlation of MR Imaging and pathologic appearance. Radiology 180:327–332
16. Pistolesi GF, Procacci C, Caudana R, Recla M, Grasso G, Guglielmini G (1985) Bases anatomiques de l'interprétation TDM de la pathologie pelvienne. In: Vasile N (ed) Tomodensitometrie dorps entier. Vigot, Paris, pp 414–450
17. Pistolesi GF, Procacci C, Fugazzola C, D'Attoma N, Stella P, Mansueto GC, Caia S, Franco F, Dompieri P (1989) La strategia diagnostica in oncologia digestiva. In: Scuro LA, Cavallini G, Vantini L (eds) Oncologia gastroenterologica. Il pensiero scientifico editore, Roma, pp 219–248

18. Pistolesi GF, Procacci C, Tonegutti M, D'Attoma N, Della Sala S, Bicego E, Dompieri P, Residori E (1990) Analyse des différents espaces des régions extra-péritonéales. Radiologie 10:195 – 204

19. Procacci C, Fugazzola C, Cinquino M, Mangiante G, Zonta L, Bergamo Andreis IA, Nicoli N, Pistolesi GF (1992) Contribution of CT to characterization of focal nodular hyperplasia of the liver. Gastrointest Radiol 17:63 – 73

20. Rabischong P (1989) Anatomia ragionata del piccolo bacino funzionale. In: Pistolesi GF, Bergamo Andreis IA (edi) L'Imaging del piccolo bacino funzionale. Edizioni Libreria Cortina, Verona, pp 3 – 45

21. Rifkin MD, Ehrlich SM, Marks G (1989) Staging of rectal carcinoma: prospective comparison of endorectal US and CT. Radiology 170:319 – 322

21a. Ryan JW (1993) Immunoszintigraphy in primary colorectal cancer. Cancer 71:4217 – 4224

22. Saini S (1992) Contrast-enhanced MR Imaging of the liver. Radiology 182:12 – 14

23. Schlag P, Hohenberger P, Herfarth C (1990) Resection of liver metastases in colorectal cancer – competitive analysis of treatment results in synchronous versus metachronous metastases. Eur J Surg Oncol 16:360 – 365

24. Shirouzu K, Isomoto H, Kakegawa T, Morimatsu M (1991) A prospective clinicopathologic study of venous invasion in colorectal cancer. Am J Surg 162:216 – 222

25. Skriver EB, Nielsen MB, Qvitzau S, Christiansen J (1992) Comparison of precontrast and delayed CT scanning for the staging of rectal carcinoma. Gastrointest Radiol 17:267 – 270

26. Stadler J, Holscher AH, Adolf J (1991) Intraoperative ultrasonographic detection of occult liver metastases in colorectal cancer. Surg Endosc 5:36 – 40

27. Wernecke K, Rummeny E, Bongartz G, Vassallo P, Kivelitz D, Wiesmann W, Peters PE, Reers B, Reiser M, Pircher W (1991) Detection of hepatic masses in patients with carcinoma: comparative sensitivities of sonography, CT and MR Imaging. AJR 157:731 – 739

28. Wernccke K, Henke L, Vassallo P, Bassewitz DB von, Diederich S, Peters PE, Edel G (1992) Pathologic explanation for hypoechoic halo seen on sonograms of malignant liver tumors: an in vitro correlative study. AJR 159:1011 – 1016

29. Whalen E (1990) Liver imaging – current trends in MRI, CT and US: International Symposium and Course, June 1990. AJR 155:1125 – 1132

Endosonographie

I. Schneider, C. Schneider, A. Hoffmann und K. Thaler

Seit der klinischen Inauguration der endorektalen Sonographie (ERS) vor 10 Jahren [3] hat diese Methode inzwischen als bildgebendes Verfahren einen festen Platz in der präoperativen Beurteilung von Rektumtumoren erlangt.

Im Mittelpunkt des Interesses stand während dieses gesamten Zeitraumes stets die Frage nach dem Stellenwert der endorektalen Sonographie in bezug zur wesentlich aufwendigeren Computertomographie und zur althergebrachten digitalen Austastung des Rektums. Dies wurde bereits beim ersten ganztägigen Symposium über ERS in Homburg/Saar 1986 deutlich [1, 14].

Auch die von Hawley [6] bei diesem Anlaß aufgeworfene, weitergehende Frage nach dem Einfluß der ERS auf die Therapie von Rektumkarzinomen hat nichts an Aktualität eingebüßt.

Material und Methode

Unsere Untersuchungen erfolgten mit der Endo-P-Sonde von Siemens, die an einem Sonoline-SL-1-Ultraschallgerät angeschlossen war. Für den endorektalen Ultraschall wurde ausschließlich mit einer Frequenz von 7,5 MHz gearbeitet. Die Beurteilung kleiner und mittlerer Tumoren erfolgte hauptsächlich im transversalen Schnittbild; bei großen Prozessen (T 4) wurden zusätzlich Längsschnitte erstellt [16] (Abb. 1). Der Monitor zeigte dabei jeweils einen 100 Grad großen Teilausschnitt der jeweiligen Schnittebene.

Nach Vorbereitung des Darmes durch ein salinisches Klysma erfolgte die Untersuchung der Patienten in Linksseitenlage mit digitaler Austastung und rektoskopischer Beurteilung der Tumoren. Bei der anschließenden Endosonographie wurde das Ultraschallbild nach den von Hildebrandt et al. [9] dargelegten Kriterien hinsichtlich Tumorinvasion und Lymphknotenbefall befundet (Abb. 2). Die uT-Kategorie wurde nach den Richtlinien der TNM-Klassifikation von 1987 [7] festgelegt.

Von August 1988 bis April 1993 wurden 140 Patienten mit Erstmanifestation eines Rektumkarzinoms untersucht. Patienten, bei denen eine präoperative Radiotherapie vorgenommen wurde, sind nicht erfaßt.

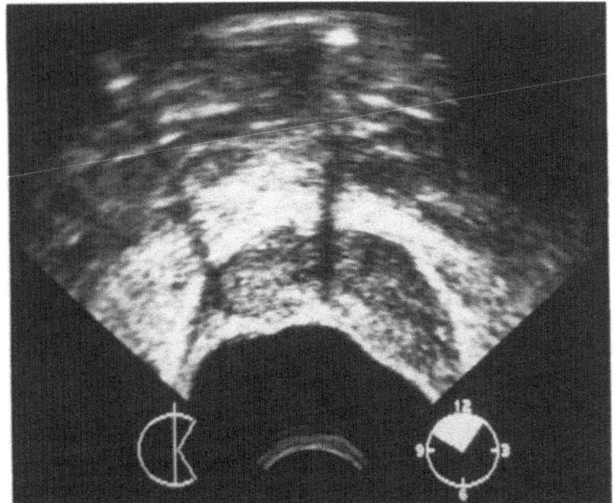

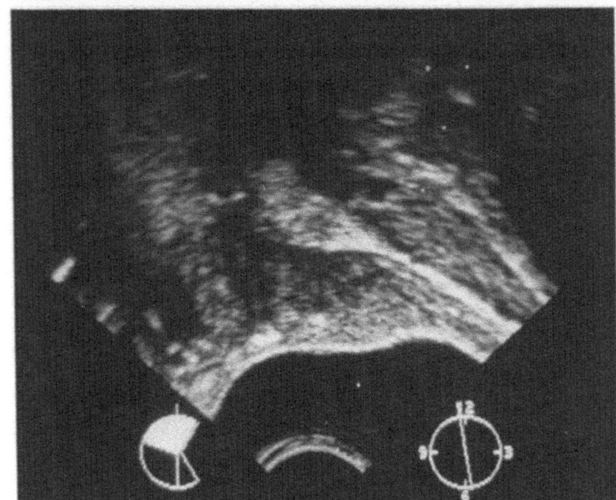

Abb. 1a, b. Patientin mit weit fortgeschrittenem, anterior gelegenem Tumor. **a** Transversales Schnittbild; **b** im Longitudinalschnitt wird deutlich, daß der Tumor von der Vagina durch eine intakte Grenzschicht getrennt ist

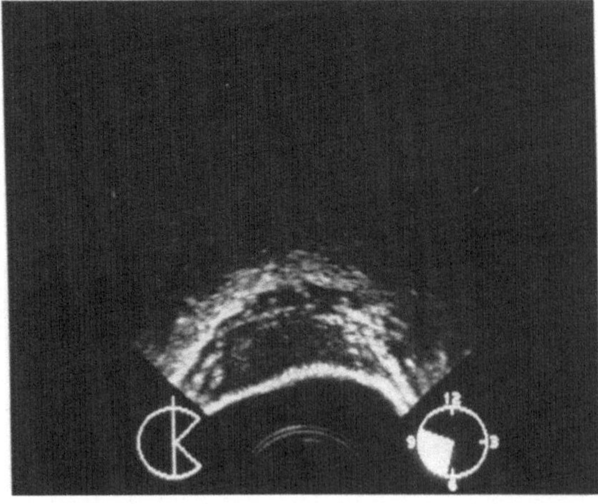

Abb. 2. Rektumkarzinom uT2 mit peritumoröser Entzündung; die Grenzschicht zum perirektalen Gewebe ist aber noch intakt

Ergebnisse

Den Vergleich von sonographisch festgelegter Invasionstiefe (uT) und endgülti-
ger pathologischer Klassifikation gibt Tabelle 1 wieder. Bei den 4 Patienten mit
pT3, die ultrasonographisch als uT2 eingestuft worden waren, lag ausnahmslos
eine geringgradige, ganz umschriebene Infiltration des perirektalen Gewebes
vor. Die 9 Patienten, die als uT3 „understaged" waren, wiesen hauptsächlich
Serosaeinbrüche auf. Somit handelte es sich nach der UICC-Klassifikation von
1987 [7] um pT4-Karzinome.

Die Sensitivität, als Ausdruck der Fähigkeit der Endosonographie, pT3-Tu-
moren korrekt zu erkennen, beträgt für dieses Krankengut 95,1%. Die Spezifität, d. h. die Fähigkeit, pT1 und pT2 richtig vorherzusagen, liegt bei 78%. Weitere Ergebnisse finden sich in Tabelle 3.

Tabelle 2 ermöglicht eine Aussage zum endosonographisch erfaßten und
vom Pathologen nachgewiesenen Lymphknotenbefall. Während die Spezifität
relativ hoch liegt, bleibt die Sensitivität hinter den Erwartungen zurück (Tabelle 3).

Tabelle 1. Vergleich von uT- und pT-Befunden bei Patienten mit Rektumkarzinom
(n = 140)

uT	pT1	pT2	pT3	pT4
1	11	2	0	0
2	1	18	4	0
3	2	7	77	9
4	1	0	0	8

Tabelle 2. Vergleich von uN- und pN-Befunden bei Patienten mit Rektumkarzinom
(n = 140)

uN	pN0	pN1
0	64	39
1	13	24

Tabelle 3. Gesamtergebnisse

	Infiltration des perirektalen Gewebes (%)	Lymphknotenmetastasen (%)
Sensitivität	95,1	38,1
Spezifität	78,0	83,1
Positiver Vorhersagewert	89,5	64,9
Negativer Vorhersagewert	88,9	61,5
Genauigkeit (accuracy)	89,3	62,9

Diskussion

Ein Blick auf die in Tabelle 4 zusammengestellten Ergebnisse verschiedener Autoren macht deutlich, daß bei der ERS hinsichtlich Sensitivität und Spezifität für die Infiltration des perirektalen Gewebes recht erhebliche Unterschiede bestehen. Die Extremwerte reichen für die Sensitivität von 98,3% [8] bis 83% [14]. Bei der Spezifität ist die Spanne noch wesentlich größer mit 87% [2] als bestem Wert und 50% [11] als schlechtestem Resultat.

Da die ERS, genauso wie das Staging des Tumors durch digitale Austastung, ganz außerordentlich von der persönlichen Erfahrung des Untersuchers abhängt, müssen diese Differenzen als verfahrensbedingt angesehen werden. Insbesondere eine niedrige Spezifität kommt häufig dadurch zustande, daß eine am histologischen Präparat nachweisbare peritumoröse Entzündung vom Untersucher als Penetration des Tumors in das perirektale Gewebe fehlinterpretiert wird. Mit zunehmender Erfahrung tritt ein Lerneffekt ein, auf den auch in der Literatur hingewiesen wird [13]. In größeren Serien läßt sich für die Spezifität jedoch ein stabiler Bereich von 75–85% angeben.

Das sog. „Understaging", das u. U. zu einer primär nicht adäquaten Therapie führt, ist wesentlich seltener. Darauf weist die hohe Sensitivität der ERS für Tumorinfiltration in das perirektale Gewebe hin. Einer weiteren Verbesserung der ohnehin sehr guten Sensitivität sind histomorphologische Grenzen gesetzt: Eine umschriebene Infiltration weniger Tumorzellen über die äußere Schicht der Muscularis hinaus, wird sich – bedingt durch die Auflösungsfähigkeit des Ultraschalls – wohl auch in Zukunft nicht sonographisch erkennen lassen.

Auch beim Lymphknotenstaging stößt die ERS wegen der Größe möglicher befallener Lymphknoten an ihre physikalischen Schranken. Bei einer Aufarbeitung von pararektalen Lymphknoten und Lymphknoten entlang der A. rectalis superior fanden sich bei 8% der Patienten mit positivem Lymphknotenbefall bereits Metastasen in Lymphknoten <2 mm. Filiarisierung in Lymphknoten mit einem Durchmesser bis zu 5 mm bestand bei 32% der positiven Fälle [4]. Da im Ultraschall Lymphknoten, die kleiner als ca. 4 mm sind, kaum entdeckt werden können, ist eine Sensitivität von mehr als 85–90% nur möglich, wenn

Tabelle 4. Sensitivität und Spezifität der endorektalen Sonographie für Infiltration des perirektalen Gewebes

Autor	Jahr	n	Sensitivität (%)	Spezifität (%)
Beynon et al. [2]	1986	44	94	87
Rifkin u. Wechsler [14]	1986	81	83	84
Holdsworth et al. [11]	1988	36	96	50
Yamashita et al. [17]	1988	122	87,5	77
Hildebrandt et al. [9]	1990	163	98	84
Herzog et al. [8]	1993	87	98,3	75

Tabelle 5. Sensitivität und Spezifität der endorektalen Sonographie für tumorinfiltrierte Lymphknoten

Autor	Jahr	n	Sensitivität (%)	Spezifität (%)
Saitoh et al. [15]	1986	88	95	42
Holdsworth et al. [11]	1988	36	57	64
Glaser et al. [5]	1989	65	76,6	77,1
Konishi et al. [12]	1990	49	36	94
Hildebrandt et al. [10]	1990	113	72	83

bei der pathologisch-anatomischen Aufarbeitung des Operationspräparates nicht ausreichend viele Lymphknoten gefunden werden und somit Mikrometastasen unentdeckt bleiben (vgl. auch Beitrag Hermanek u. Marzoli, S. 78). Aufgrund der dargelegten Ergebnisse läßt sich die eingangs formulierte Frage nach dem Stellenwert der ERS in der präoperativen Diagnostik von Rektumkarzinomen beantworten. Hinsichtlich der Tumorinfiltration in das perirektale Gewebe wird für die digitale rektale Austastung eine Sensitivität von 68% und eine Spezifität von 83% [2] angegeben. Für die Computertomographie liegen diese Werte bei 86% (Sensitivität [2]) und 62% (Spezifität [2]) bzw. 55% (Sensitivität [14]) und 79% (Spezifität [14]). Der Vergleich mit den Ergebnissen der Sonographie belegt, daß die ERS innerhalb der letzten 10 Jahre zu Recht auf den vordersten Platz in der klinischen Diagnostik der Infiltrationstiefe eines Rektumkarzinoms gerückt ist.

Im Gegensatz zu der hohen Genauigkeit der ERS bei der Bestimmung der radiären Ausbreitung eines Tumors, weisen die stark divergierenden Ergebnisse beim Lymphknotenbefall (Tabelle 5) darauf hin, daß die Aussagekraft der Methode in diesem Bereich deutlich geringer einzuschätzen ist.

Der Überblick über die in den letzten 10 Jahren von den verschiedenen Untersuchern gewonnenen Erfahrungen und Ergebnisse führt zwangsläufig zu der oben bereits angeklungenen Frage nach den Auswirkungen der ERS auf die Therapie des Rektumkarzinoms. Der entscheidende Ansatzpunkt sind hier die Karzinome des unteren und mittleren Rektumdrittels, bei denen präoperativ zwischen der Vollwandexzision und der Rektumexstirpation entschieden werden muß. Die definitive Festlegung, welche Therapie ausreichend ist, liegt nach wie vor beim Pathologen. Die Sicherheit jedoch, mit der die adäquate Behandlung von vornherein angestrebt wird, ist durch die Endosonographie gestiegen.

Literatur

1. Beynon J, Mortensen NJMcC, Foy DMA, Channer JL, Virjee J, Goddard P (1986) Endorectal sonography: laboratory and clinical experience in Bristol. Int J Colorect Dis 1:212–215
2. Beynon J, Mortensen NJMcC, Foy DMA, Channer JL, Goddard P (1986) Pre-operative assessment of local invasion in rectal cancer: digital examination, endoluminal sonography or computed tomography? Br J Surg 73:1015–1017
3. Dragsted J, Gammelgaard J (1983) Endoluminal ultrasonic scanning in the evaluation of rectal cancer. Gastrointest Radiol 8:367–369
4. Dworak O (1989) Number and size of lymph nodes and node metastases in rectal carcinomas. Surg Endosc 3:96–99
5. Glaser F, Kleikamp G, Schlag P, Möller P, Herfarth Ch (1989) Die Endosonographie in der präoperativen Beurteilung rectaler Tumoren. Chirurg 60:856–861
6. Hawley PR (1986) Commentary: does rectal endosonography influence rectal cancer treatment? Int J Colorect Dis 1:224–226
7. Hermanek P, Sobin LH (1987) UICC: Classification of malignant tumours, 4th edn. Springer, Berlin Heidelberg New York Tokyo
8. Herzog U, Flüe M von, Tondelli P, Schuppisser JP (1993) How accurate is endorectal ultrasound in the preoperative staging of rectal cancer? Dis Colon Rectum 36:127–134
9. Hildebrandt U, Beynon J, Feifel G, Mortensen NJMcC (1990) Endorectal sonography. In: Feifel G, Hildebrandt U, Mortensen NJMcC (eds) Endosonography in gastroenterology, gynecology and urology. Springer, Berlin Heidelberg New York Tokyo, pp 81–130
10. Hildebrandt U, Klein T, Feifel G, Schwarz HP, Koch B, Schmitt RM (1990) Endosonography of pararectal lymph nodes: in vitro and in vivo evaluation. Dis Colon Rectum 33:863–868
11. Holdsworth PJ, Johnston D, Chalmers AG, Chennels P, Dixon MF, Finan PJ, Primrose JN, Quirke P (1988) Endoluminal ultrasound and computed tomography in the staging of rectal cancer. Br J Surg 75:1019–1022
12. Konishi F, Ugajin H, Ito K, Kanazawa K (1990) Endorectal ultrasonography with a 7.5 MHz linear array scanner for the assessment of invasion of rectal carcinoma. Int J Colorect Dis 5:15–20
13. Orrom WJ, Wong WD, Rothenberger DA, Jensen LL, Goldberg SM (1990) Endorectal ultrasound in the preoperative staging of rectal tumours. Dis Colon Rectum 33:654–659
14. Rifkin MD, Wechsler RJ (1986) A comparison of computed tomography and endorectal ultrasound in staging rectal cancer. Int J Colorect Dis 1:219–223
15. Saitoh N, Okui K, Sarashina H, Suzuki M, Arai T, Nunomura M (1986) Evaluation of echographic diagnosis of rectal cancer using intrarectal ultrasonic examination. Dis Colon Rectum 29:234–242
16. Schneider I, Wolf N, Hebel R (1990) Endorectale Sonographie des Rektumkarzinoms in zwei Ebenen. Chirurg 61:336–337
17. Yamashita Y, Machi J, Shirouzu K, Morotomi T, Isomoto H, Kakegawa T (1988) Evaluation of endorectal ultrasound for the assessment of wall invasion of rectal cancer: report of a case. Dis Colon Rectum 31:617–623

Perioperative Risikoabwägung

O. Mayr und P. Zanon

Die Quantifizierung des perioperativen Risikos ist eine uneingeschränkt anerkannte und notwendige Voraussetzung, um Fortschritte in der Krankenversorgung zu erzielen. Durch sie gelingt es, vermeidbare und beeinflußbare Komplikationen von scheinbar schicksalhaft unvermeidbaren Abläufen zu trennen und Therapiestrategien entsprechend zu verändern [10, 19, 21, 26].

Die Betrachtung des perioperativen Risikos (ein unerwünschtes Ereignis, z. B. eine Pneumonie in der perioperativen Phase) und seine Quantifizierung (z. B. die Häufigkeit, mit der ein solches Ereignis auftritt) müssen im Zusammenwirken aller möglichen Risikofaktoren gesehen werden. Auch die Behandlungsmethode und die Art der Erkrankung spielen dabei eine entscheidende Rolle. Der Risikofaktor an sich wird als eine zusätzliche Bedingung verstanden, deren Vorhandensein die Wahrscheinlichkeit für das Auftreten z. B. einer Pneumonie erhöht.

In einer Studie von Boyd et al. [4] zum Letalitätsrisiko in der Kolonchirurgie wird dieses Zusammenwirken besonders deutlich: Betrachtet man bei der Gegenüberstellung die Patienten, die jünger und älter sind als 70 Jahre, so ist der Letalitätsunterschied zwischen 2 und 9% beeindruckend. Folgerichtig muß das Alter an sich als Risikofaktor angesehen werden. Betrachtet man jedoch diese beiden Altersgruppen unabhängig von ihren Begleiterkrankungen, also nur in bezug auf das höhere Alter allein, so führt dies nur zu einer geringfügigen Risikoerhöhung.

Dies bedeutet also, daß nicht das Alter an sich, sondern erst die Kombination von Alter und Organerkrankungen die Prognose deutlich verschlechtern. Erst das Vorhandensein zusätzlicher Organeinbußen läßt das Letalitätsrisiko steil ansteigen (von 1,5 auf 16,2%).

Daraus läßt sich auch der Ansatz einer therapeutischen Korrektur erarbeiten. Die Möglichkeit der Resultatverbesserung liegt in der Rekompensation insuffizienter Organsysteme, sofern diese als solche präoperativ erkannt werden. Zudem können intra- und postoperativ Verfahren gewählt werden, die angegriffene Organsysteme bei gleichem therapeutischem Erfolg weniger belasten und durch ein spezifisches Monitoring allenfalls auftretende Dekompensationszeichen leichter objektivieren lassen.

Kardiales Risiko

Das kardiale Risiko, also die Wahrscheinlichkeit, mit der in der perioperativen Phase ein unerwünschtes kardiales Ereignis, z. B. ein Herzinfarkt, eintritt, ist wegen seiner fundamentalen Bedeutung seit langem Gegenstand intensiver Untersuchungen.

Unter den Indikatoren, die eine Voraussage des individuellen Risikos erlauben, spielt die koronare Herzkrankheit mit ihren Folgen eine herausragende Rolle [19, 26]. Ebenso wichtig ist die rechtzeitige Diagnose von Kardiomyopathien und Vitien, so daß die intra- und postoperativen Folgen dieser Grundkrankheiten wie Herzinsuffizienz, Herzinfarkt, hämodynamische Instabilität und Rhythmusstörungen entsprechend verhindert werden können.

Folgende Vorgangsweise kann empfohlen werden [5]:

Für alle Patienten vor einer Vollnarkose	Anamnese, Familienanamnese, körperliche Untersuchung, EKG, Basislabor
Älter als 45 Jahre	Thoraxröntgenaufnahmen in 2 Ebenen
Stabile Angina pectoris	Belastungs-EKG, evtl. Langzeit-EKG, ST-Segmentanalyse, Echokardiographie, Szintigraphie
Instabile Angina pectoris, Postinfarktangina	Ergometrie, Echokardiographie, Koronarangiographie, aortokoronarer Bypass, PTCA
Rhythmusstörungen	Langzeit-EKG, Belastungs-EKG
Eingriff unmittelbar nach Myokardinfarkt notwendig	Submaximales Belastungs-EKG, bei Ischämie Koronarangiographie, PTCA
Manifeste Herzinsuffizienz	Vitium? Schilddrüse? KHK? Hypertonie? Echokardiographie, evtl. spezielle kardiologische Diagnostik.

Praktische Folgerungen

1. Nach der durchgeführten kardiologischen Diagnostik mit entsprechender Abklärung des Krankheitsbildes liegen ausreichend objektive Daten vor, um eine Quantifizierung des operativen Risikos aus kardialer Sicht zu ermöglichen. Spezifische Risikochecklisten können diese Zuordnung erleichtern [14, 22, 26].
2. In der Kenntnis des Risikos liegt die Pflicht der Risikoreduzierung: Nach der entsprechenden Diagnostik muß immer eine entsprechende Therapie durchgeführt werden, auch wenn diese den Zeitpunkt der geplanten Operation hinausschiebt. (So darf z. B. ein Patient mit instabiler Angina pectoris für einen planbaren Eingriff nicht zur Operation freigegeben werden, wenn die begonnene antianginöse Therapie unzureichend ist.)

3. Ergibt die Kontrolle der begonnenen Therapie kein befriedigendes Ergebnis,
   so darf auf eine konsequente weiterführende Diagnostik (z. B. Koronaran-
   giographie) mit entsprechender Therapie (z. B. PTCA, aortokoronarer By-
   pass) und erneuter Kontrolle dieser Therapie nicht verzichtet werden.

Eine unzureichende präoperative Vorbereitung zur Anästhesie und zum operativen Eingriff ist wesentlich für die perioperative Mortalität verantwortlich.

Pulmonales Risiko

Die Ermittlung des pulmonalbedingten perioperativen Risikos steht in seiner
Wichtigkeit der kardialen Risikoeinschätzung nicht nach [11, 25]. Abhängig
vom Ort der chirurgischen Intervention [14] stellen pulmonale Komplikationen
eine häufige Ursache für perioperative Morbidität und Mortalität dar. Präexi-
stente Lungenerkrankungen begünstigen erfahrungsgemäß das Auftreten re-
spiratorischer Komplikationen, die durch die perioperativ aufgetreten pathophysiologischen Veränderungen zusätzlich verstärkt werden.

In der Praxis hat sich bei nicht thoraxchirurgischen Eingriffen und bestehender eingeschränkter Lungenfunktion zur Objektivierung des Schweregra-
des folgende Vorgehensweise als sinnvoll erwiesen:

– Spezifische pulmonale Anamnese
– Spirometrie vor und nach Spasmolyse
– Thoraxröntgenaufnahmen in 2 Ebenen
– Arterielle Blutgasanalyse.

Als pulmonale Funktionseinbußen, erhoben durch Spirometrie und arterielle
Blutgasanalyse, die mit einem besonders hohen Risiko für postoperative Komplikationen verbunden sind, gelten folgende Parameter [8]:

– MVV < 50 l/min
– Forciertes Exspirationsvolumen < 0,5 l
– Maximale Flußrate nach der Hälfte der Exspirationsdauer < 0,61 l/s
– Vitalkapazität < 1 l
– Maximale exspiratorische Flußrate < 100 l/min
– Arterielle Blutgasanalyse PaO_2 < 55 mmHg, $PaCO_2$ > 45 mmHg.

Aufgrund dieser erhobenen pulmonalen Funktionseinschränkung können die
Patienten jeweils einer Risikogruppe zugeordnet werden [17, 19, 22, 25].

Praktische Folgerungen

Präoperativ
– Rauchverbot
– Atemgymnastik allein oder mit Atemhilfen, Klopfmassagen, Lagerungs-
  drainage

- Bei entsprechender Indikation intermittierende CPAP-Maskenatmung
- Gewinnung von Trachealsekret zur bakteriologischen Beurteilung
- Ausschluß einer Virusinfektion und atypischen Pneumonie
- Medikamentöse Therapie: Broncholytika, β_2-Mimetika, Sekretolytika etc.
- Senkung der rechtsventrikulären Herzarbeit und des pulmonalarteriellen Widerstandes, evtl. isovolämische Hämodilution
- Optimierung von Ventilation und Perfusion
- In seltenen Fällen Optimierung der Hämodynamik mittels Rechtsherzkatheter und differenzierter Volumen- und Katecholamintherapie
- Bei bestehender Indikation: zusätzliche spezifisch pneumologische Diagnostik.

Intraoperativ
- Differenziertes Beatmungsmuster mit PEEP
- Endotracheale Sekretgewinnung für bakteriologische Kultur
- Engmaschiges Monitoring
- Cave! Hohe Volumenbelastung in kurzer Zeit.

Postoperativ
- Thoraxröntgenaufnahmen, evtl. Bronchoskopie bei Sekretstau und Atelektase
- Fortführung des intraoperativ begonnenen differenzierten Beatmungsmusters
- Lagerungsdrainagen, auch bäuchlings
- Fortführung all jener Maßnahmen, die in der präoperativen Phase eine Verbesserung der Lungenfunktion herbeigeführt haben
- Festlegung eines Entwöhnungsprogramms vom Respirator
- Keine Extubation, bevor festgelegte Kriterien erfüllt sind.

Renales Risiko

Um das perioperative Risiko bei eingeschränkter Nierenfunktion beurteilen zu können, müssen

1. das akute Nierenversagen,
2. das chronische dialysepflichtige Nierenversagen
3. das chronische Nierenversagen mit kompensierter Retention

getrennt betrachtet werden. Dies ist sowohl im unterschiedlichen Operationsrisiko als auch in den unterschiedlichen Risikofaktoren der einzelnen Patientengruppen begründet, und damit in der unterschiedlichen präoperativen Beeinflußbarkeit [3, 9, 15].

Die Situation der Patienten mit chronischer Niereninsuffizienz wird häufig weniger durch die Einschränkung der Nierenleistung an sich, als vielmehr durch die Folgeerkrankungen dieses Grundleidens charakterisiert. Durch den persistierenden Ausfall ausreichender exkretorischer Funktionen (Natrium- und Wasserhaushalt, Hyperurikämie, gestörte distal-tubuläre Kaliumsekretion, gestörte Ammoniumbildung, urämische Toxine) und den permanenten Ausfall endokriner Funktionen (Vitamin-D-Mangel, unzureichende Erythropoetin-produktion, alterierte Reninproduktion) ist die therapeutische Beeinflussung der Folgeerkrankungen nur symptomatisch möglich, und eine effektive Korrektur kurzfristig, d.h. unmittelbar präoperativ, nur eingeschränkt zu erreichen.

Chronische Niereninsuffizienz mit kompensierter Retention

Für diese zeigt sich häufig folgende Befundkonstellation:

Laborchemisch	*Klinisch*
Deutlich erhöhte Retentionswerte	Hypertonie
Creatininclearance vermindert	Generalisierte Gefäßsklerose
Freie Wasserclearance vermindert	Koronare Herzkrankheit
Anämie	Neigung zu Infektionssyndromen
Elektrolytentgleisung	Herzinsuffizienz, Ödeme
Azidose	Hepatitis
Eventuelle Hyperphosphatämie	Knochendemineralisation
Eventuelle Hyperurikämie	Hohes Lebensalter

Praktische Folgerungen

1. Wenn die Indikation zum operativen Eingriff feststeht, so muß präoperativ an der konsequenten Korrektur der oben angeführten pathologischen Parameter gearbeitet werden. Dabei ist es in aller Regel notwendig, die Wirksamkeit der präexistenten medikamentösen Therapie (z.B. einer Hypertonie oder koronaren Herzkrankheit) zu überprüfen und in Zusammenarbeit mit anderen Fachdisziplinen Korrekturen und/oder Ergänzungen einzufügen, die eine möglichst optimale Vorbereitung des Patienten zum operativen Eingriff ermöglichen.
2. Im klinischen Alltag erweisen sich derartige Korrekturmaßnahmen im Vorfeld eines notwendigen operativen Eingriffes als begrenzt wirksam, weil die Einschränkung der Organfunktionen zum einen bereits lange bestehen, zum anderen wesentlich durch jene Erkrankung bestimmt werden kann, die den Grund für den chirurgischen Eingriff darstellt, und weil deshalb die bestehenden Organeinbußen zu diesem Zeitpunkt einer konservativen Therapie kaum zugänglich sind.
3. Intraoperativ muß vermehrt mit dem Auftreten arteriosklerotischer Komplikationen im Bereich des Herzens und des Hirns, sowie mit einer vermehr-

ten Blutungsneigung gerechnet werden [16, 23]. Anästhesieverfahren und intraoperatives Blutdruckverhalten sollten diese Risikofaktoren berücksichtigen.
4. Postoperativ treten v. a. Wundheilungsstörungen [1], eine metabolische Azidose, eine Überwässerung und besonders häufig eine alveoläre Hypoventilation in den Vordergrund [15], Funktionsstörungen, mit denen in dieser Phase besonders gerechnet werden muß.

Terminale, dialysepflichtige Niereninsuffizienz

Für die terminale, dialysepflichtige Niereninsuffizienz gelten die gleichen perioperativen Risikofaktoren wie für Patienten mit chronischer Niereninsuffizienz, da sich − abgesehen von der intermittierenden Dialysepflichtigkeit − die pathophysiologischen Parameter nicht ändern.

Zusätzlich besteht bei diesem Patientenkollektiv eine vermehrte intra- und postoperative Blutungsneigung, die verglichen mit dem Normalkollektiv fast um das 3fache erhöht ist [9, 15]. Sie beruht auf einer Thrombozytenfunktionsstörung [23], die durch urämische Stoffwechselprodukte hervorgerufen wird und durch eine adäquate Dialysebehandlung nicht vollständig zu beseitigen ist.

Praktische Folgerungen

Störungen der plasmatischen Gerinnung können in der Regel durch Kryopräzipitate (Faktor-8-Mangel) oder global durch Fresh-frozen-Plasma gut korrigiert werden. Es empfiehlt sich jedoch, zusätzlich zur plasmatischen Gerinnung die Blutungszeit zu kontrollieren, zumal dieser Parameter bei Dialysepatienten deutlich verlängert sein kann und eine relative Aussage über das Blutungsrisiko dieser Patienten ermöglicht [24]. Eine verlängerte Blutungszeit bei urämischen Patienten kann durch konjugierte Östrogene oder Deamino-8-D-Arginin-Vasopressin erfolgreich korrigiert werden [16, 17].

Akutes Nierenversagen

Das akute Nierenversagen − welcher Genese auch immer − kann sowohl durch eine Dialysebehandlung als auch durch eine adäquate Substitutionstherapie der Dialyse (z. B. venovenöse Ultrafiltration) erfolgreich überbrückt werden. Der Ausfall der Nierenfunktion an sich stellt also für den Patienten keine vitale Bedrohung mehr dar.

Die Überlebensrate dieser Patienten ist in erster Linie abhängig von zusätzlichen Einschränkungen der Vitalfunktionen. Besteht zum akuten Nierenversagen zusätzlich noch ein Organversagen, so nimmt die Überlebensrate dramatisch ab [3].

Hepatales Risiko

Die Bewertung des perioperativen Risikos bei bestehender Lebererkrankung ist vor chirurgischen Eingriffen von entscheidender prognostischer Bedeutung. Bereits seit Anfang der 60er Jahre gibt es ausführliche Literaturhinweise auf die ungewöhnlich hohe Letalität bei Patienten mit präexistenten Lebererkrankungen [12, 13]. Die Diagnose einer Lebererkrankung kann über Anamnese, Klinik, Labordiagnostik und Sonographie zuverlässig gestellt werden. Schwierig ist jedoch die Abschätzung des Ausmaßes der hepatozellulären Insuffizienz und ihre Quantifizierung. Dabei stützt man sich im wesentlichen auf die Leberfunktionstests im engeren Sinne, v. a. auf die Syntheseleistung (Gerinnungsfaktoren, Albumin, Cholinesterase), die Clearanceparameter (Ammoniak, Endotoxine) und die metabolische Kapazität (Galaktosetest, Aminopyrin-Atemtest) [20]. Parallel zur quantitativen Erfassung der metabolisch aktiven Leberzellmasse haben semiquantitative Beurteilungen der hepatischen Funktionsreserven durch die Kombination von klinischen und laborchemischen Kriterien (Child-Kriterien) nichts von ihrer klinischen Aktualität verloren, auch wenn diese zunächst zur Beurteilung des perioperativen Risikos beim portosystemischen Shunt eingesetzt worden waren [6].

Praktische Folgerungen

1. Es gibt bis heute keinen einzelnen Funktionstest, der eine Quantifizierung der metabolisch aktiven Leberzellmasse erlaubt.
2. Aus der Kombination der Bewertung verschiedener typischer hepatozellulärer Leistungen, wie Synthese, Clearanceparameter und Metabolismus, kann approximativ die Gesamtfunktion der Leber abgeschätzt werden.
3. Sowohl die perioperative Quantifizierung als auch das perioperative Monitoring der Leberzellfunktion ist unbefriedigend. Vor allem bei chronischer Funktionseinschränkung (z.B. bei bestehender Alkoholkrankheit) ist im klinischen Alltag das Vertrauen auf die hepatozelluläre Regenerationsfähigkeit größer als rationale Grundlagen und Entscheidungshilfen, um den aktuellen Funktionszustand und die perioperativen Reserven der hepatozellulären Leistung einschätzen zu können. Der immunologische Status eines Patienten und sein Ernährungszustand sind in der Bewertung des perioperativen Risikos ebenfalls essentiell.

Schlußfolgerungen

In Anbetracht schwerer, objektivierbarer Organeinschränkungen, die den perioperativen Verlauf zusätzlich zum operativen Eingriff belasten, ist man versucht – bei bestehender chirurgischer Indikation und vertretbarem onkologischem Risiko –, chirurgische Interventionsmöglichkeiten zu wählen, die den Patienten in seinem labilen Gesamtzustand weniger belasten.

Lassen sich nach dem heutigen Standard der perioperativen Risikoeinschätzung eindeutige Kriterien ableiten, die beim beschriebenen Patiententyp eine Empfehlung für oder gegen einen „großen" oder „kleinen" chirurgischen Eingriff in der Behandlung des Rektumkarzinoms erlauben?

1. Eine solche Empfehlung läßt sich nicht ableiten, weil weder der „kleine" noch der „große" chirurgische Eingriff erwiesenermaßen bestimmend am perioperativen Outcome beteiligt ist.
2. Mit Hilfe mathematischer Modelle ist es möglich, die Schwere der eingeschränkten Organfunktionen zu evaluieren und für die perioperative Phase als Risiko zu klassifizieren. Diese Aussagen gelten nur orientierend für bestimmte Patientengruppen, nicht jedoch für den Einzelnen.
3. Deshalb ist eine individuelle, patientenorientierte Risikoabwägung notwendig, die auf die hier und jetzt bestehenden therapeutischen Verbesserungsmöglichkeiten des Krankheitsbildes ausgerichtet sein muß. Diagnostische Maßnahmen sollen:
   - einfach in der Durchführung,
   - von hoher Sensitivität,
   - und von akzeptabler Kosten-Nutzen-Relation
   sein.
4. Sind durch diese diagnostischen Schritte Möglichkeiten der präoperativen Zustandsverbesserung offensichtlich geworden, die auch die chirurgisch zu behandelnde Krankheit zeitlich erlaubt, dann – und dies ist die große Schwachstelle der perioperativen Risikoforschung – fehlt es nur allzu oft an einem konsequenten therapeutischen Vorgehen zur gezielten Verbesserung der aufgedeckten Funktionsdefizite, durch das präoperativ die wirksamste Risikominderung erreicht werden könnte.

Literatur

1. Ahonen J, Salmela K (1984) Wound bleeding and infections in chronic renal failure. In: Eigler FW, Jakubowski HD (eds) Surgery in chronic renal failure. Thieme, Stuttgart New York, p 68
2. Benge W, Litchfield RL et al. (1980) Exercise capacity in patients with severe left healthy subjects. Circulation 5:955
3. Blümel A, Jansing U, Kraft D et al. (1976) Letalität verschiedener Grunderkrankungen mit akutem Nierenversagen. Intensivmedizin 13:271
4. Boyd JB, Bradford B, Watne AL (1980) Operative risk factors of colon resection in the elderly. Ann Surg 192:743–746
5. Carvalho ACA (1983) Bleeding in uremia – A clinical challenge. N Engl J Med 308:38
6. Child CG, Turcotte JG (1964) The liver and portal hypertension. Saunders, Philadelphia
7. Distler A, Keller F, Neumayer HH, Offermann G, Schudrowitsch L (1988) Allgemeines Operationsrisiko bei Nierenerkrankungen. In: Häring R (Hrsg) Risiko in der Chirurgie. De Gruyter, Berlin, S 91–96

8. Edward R, Jewell MD, Alfred V, Persson MD (1985) Preoperative evaluation of the high-risk patient. Surg Clin North Am 65/1:3–17
9. Encke A, Breddin K, Fassbinder W (1984) Hemostatic disorders during operative procedures in chronic renal failure. In: Eigler FW, Jakubowski HD (eds) Surgery in chronic renal failure. Thieme, Stuttgart New York, p 61
10. Feldmann U, Osswald PM, Hartung HJ, Lutz H (1985) Computer aided methods to predict perioperative risks. In: Lutz H (ed) Computer in critical care and pulmonary medicine. Springer, Berlin Heidelberg New York, pp 162–183
11. Gass DGD, Olsen GN (1986) Preoperative pulmonary function testing to predict postoperative morbidity and mortality. Chest 89:127
12. Greenwood SM, Leffler CT, Minkovitz S (1972) The increased mortality rate of open liver biopsy in alcoholic hepatitis. Surg Gynecol Obstet 134:600
13. Harville DD, Summerskill WHJ (1963) Surgery in acute hepatitis. JAMA 184:257
14. Kraas E, Schwermann R, Gögler H et al. (1977) Risiko im Verlauf von abdominellen Operationen im Alter. Zentralbl Chir 102:297–304
15. Latimer RG (1984) Surgery in chronic dialysis patients. In: Eigler FW, Jakubowski HD (eds) Surgery in chronic renal failure. Thieme, Stuttgart New York, p 57
16. Liu YK, Kosfeld RE, Marcum SG (1984) Treatment of uraemic bleeding with conjugated oestrogen. Lancet II:887
17. Lutz H, Klose F, Perter K (1972) Untersuchungen zum Risiko in der Allgemeinanästhesie unter operativen Bedingungen. Dtsch Med Wochenschr 97:1816
18. Mannucci PM, Remuzzi G, Pusineri F et al. (1983) Deamino-8-D-Arginine Vasopressin shortens the bleeding time in uremia. N Engl J Med 308:8
19. Mayr O, Hannemann L (1989) Preoperative assessment and monitoring of high-risk patients. In: Reinhart K, Eyrich K (eds) Clinical aspects of O_2 transport and tissue oxygenation. Springer, Berlin Heidelberg New York Tokyo, pp 151–161
20. Meyer KH zum Büschenfelde (1988) Analyse und Bewertung allgemeiner Risikofaktoren: Lebererkrankungen. In: Häring R (Hrsg) Risiko in der Chirurgie. de Gruyter, Berlin, S 111–122
21. Ohmann C, Lorenz W, Stöltzing H, Thon K (1987) Grundlagen der Risikoforschung in der Chirurgie: Definition, Berechnung und klinische Anwendung auf das Problem der oberen Gastrointestinalblutung. Chirurg 58:344–351
22. Osswald PM, Hartung HJ, Feldmann U (1985) Prognostische Aussagekraft einer präoperativen Risikocheckliste. Anästhesist 34:508
23. Remuzzi G, Livio M, Marchiaro G et al. (1978) Bleeding in renal failure: Altered platelet function in chronic uraemia only partially corrected by haemodialysis. Nephron 22:347
24. Steiner RW, Coggins C, Carvalho ACA (1979) Bleeding time in uremia: A useful test to assess clinical bleeding. Am J Hematol 7:107
25. Tisi G (1979) Preoperative evaluation of pulmonary function. Am Rev Respir Dis 119:293
26. Unertl K, Wroblewski H, Glükher S, Henrich G, Rauch M, Peter K (1985) Das Risiko in der Anästhesie. MMW 127/23:609–612

Präselektion und definitive Selektion

P. Hermanek und G. P. Marzoli

Aufgrund bestimmter klinischer Kriterien wird zunächst entschieden, ob man den Tumor primär durch radikale Resektion oder aber durch lokale Maßnahmen entfernt. In letzterem Fall entscheidet die sich anschließende pathohistologische Untersuchung des lokal entfernten Tumors über das weitere Vorgehen, d. h. ob die lokale Therapie als definitiv und ausreichend angesehen werden kann oder ob eine radikale Resektion als definitiver Eingriff anzuschließen ist.

Klinische Präselektion

Ein großer Teil von Rektumkarzinomen kommt von vornherein für eine lokale Therapie in kurativer Intention nicht in Frage, und zwar bei ulzerösem Tumortyp, Stenose und/oder ausgedehnter Infiltration des perirektalen Gewebes. Als Ulzeration, die eine lokale Therapie verbietet, gilt nur eine Geschwürbildung bis unter das Niveau der angrenzenden tumorfreien Schleimhaut, nicht jedoch eine oberflächliche Ulzeration polypoider Tumoren.

Die Invasion des perirektalen Gewebes kann durch rektale Austastung und das sog. klinische Staging nach Mason beurteilt werden. Zuverlässiger ist die rektale Endosonographie, die insbesondere auch eine belegbare Dokumentation erlaubt.

Ein weiterer Ausschlußgrund für die lokale Therapie ist der Befund eines schlecht differenzierten oder undifferenzierten Karzinoms (G 3, G 4 bzw. High grade) an der Zangenbiopsie.

Liegt keiner dieser Ausschlußgründe vor, so werden polypoide Tumoren mit einer Basis bis zu 2–3 cm Durchmesser primär endoskopisch ektomiert. Bei polypoiden Tumoren mit breiterer Basis sowie plattenartigen Karzinomen werden zunächst Zangenbiopsien entnommen. Beim Befund eines schlecht differenzierten oder undifferenzierten Karzinoms wird die radikale Resektion durchgeführt. Andernfalls schließt sich eine Endosonographie an. Ergibt sich hierbei der Befund einer Invasion nur in die Submukosa und kein Hinweis für regionäre Lymphknotenmetastasen (uT1 uN0), wird eine lokale Exzision vorgenommen. Bei Patienten mit dem Befund uT2 uN0 wird in Abhängigkeit vom individuellen Risiko der postoperativen Letalität nach radikaler Resektion entweder ebenfalls eine lokale Exzision durchgeführt oder aber die Indikation zur radikalen Resektion gestellt. Postoperative Letalität bedeutet dabei natürlich

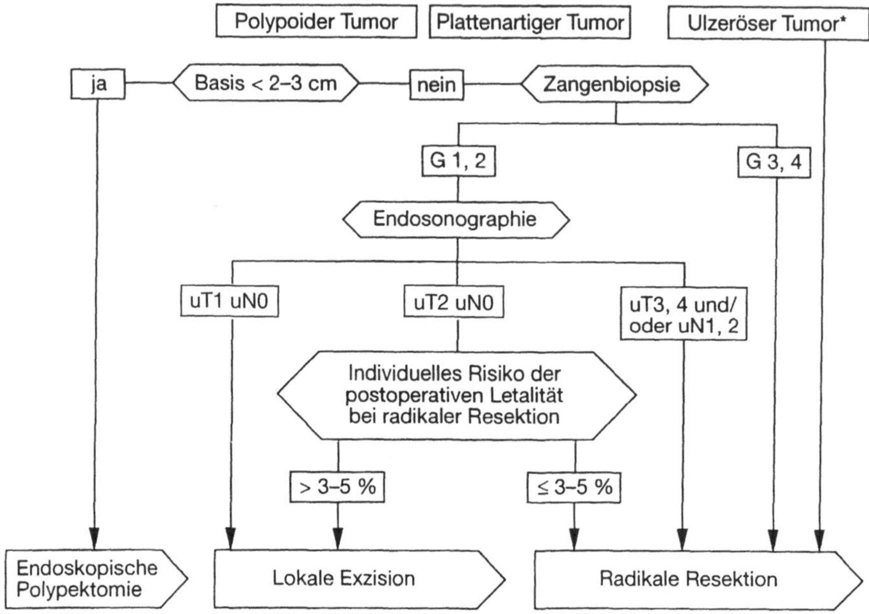

Abb. 1. Kurative Behandlung durch endoskopische Polypektomie oder lokale Exzision. Entscheidungsfindung zur klinischen Präselektion. *Ulzeration, die nicht tiefer als das umgebende Schleimhautniveau reicht (oberflächliche Exulzeration polypöser Tumoren), wird nicht berücksichtigt (Modifiziert nach Hohenberger et al. [14])

nicht nur 30-Tage-Letalität, sondern die gesamte postoperative Letalität im Sinne der Definition der Deutschen Arbeitsgemeinschaft Deutscher Tumorzentren [24]. Danach gilt als postoperativer Exitus der Tod während des Klinikaufenthaltes (auch wenn der Tod erst nach Ablauf von 30 Tagen eintritt) und auch der Tod außerhalb der Klinik, wenn dieser nach Verlegung in moribundem Zustand oder zur Weiterbehandlung in einer anderen Klinik erfolgt ist.

Für alle Tumoren mit uT3 oder 4 und/oder pN1,2 ist die Indikation zur radikalen Resektion gegeben.

Das Vorgehen ist in Abb. 1 als Flußdiagramm dargestellt.

Für die Selektion zur lokalen Therapie ist, wie andernorts dargelegt (Beitrag Hermanek, S. 7ff.), die Schätzung des Risikos bereits bestehender regionärer Lymphknotenmetastasen entscheidend. An klinischen Methoden hat sich hierfür allein die Endosonographie als geeignet erwiesen.

Nachweis regionärer Lymphknotenmetastasen durch Endosonographie

Die Sensitivität der Endosonographie bezüglich des Nachweises regionärer Lymphknotenmetastasen liegt heute durchschnittlich bei 70% (Tabelle 1). Da

Tabelle 1. Ergebnisse der Endosonographie des Rektumkarzinoms, Publikationen 1990 – 1992 mit vollständigen Angaben. (Bei mehreren Publikationen einer Arbeitsgruppe wurde nur die letzte berücksichtigt; die Literaturangaben sind nach der Zahl der untersuchten Patienten geordnet)

	n	Sensitivität (%)	Spezifität (%)	Negativer Prädiktivwert (%)	Positiver Prädiktivwert (%)	Häufigkeit histologisch befallener Lymphknoten (%)
Roubein et al. [21]	13	6/10 (60)	3/3 (100)	3/7 (43)	6/6 (100)	10/13 (77)
Fleshman et al. [6]	19	5/6 (83)	8/13 (62)	8/9 (89)	5/10 (50)	6/19 (32)
Goldman et al. [9]	25	4/12 (33)	13/13 (100)	13/21 (62)	4/4 (100)	12/25 (48)
Dershaw et al. [3]	38	12/19 (63)	11/13 (85)	11/18 (61)	12/14 (86)	19/38 (50)
Jochem et al. [15]	39	9/10 (90)	19/29 (66)	19/20 (95)	9/19 (47)	10/39 (26)
Napoleon et al. [20]	39	9/13 (69)	24/26 (92)	24/28 (86)	9/11 (82)	13/39 (33)
Konishi et al. [17]	49	5/13 (38)	34/36 (94)	34/42 (81)	5/7 (71)	13/49 (27)
Publikationen mit n ≤ 50	222	50/83 (60)	112/133 (84)	112/145 (77)	50/71 (70)	83/222 (37)
Schwankungsbreite		33 – 90%	62 – 100%	43 – 95%	47 – 100%	26 – 77%
Lindmark et al. [18]	53	9/17 (53)	34/36 (94)	34/42 (81)	9/11 (82)	17/53 (32)
Tio et al. [23]	61	23/24 (96)	21/37 (57)	21/22 (95)	23/39 (59)	24/61 (39)
Milsom et al. [19]	61	5/22 (23)	34/39 (87)	34/42 (81)	14/19 (74)	22/61 (36)
Heintz u. Junginger [10]	64	28/43 (65)	16/21 (76)	16/31 (52)	28/33 (85)	43/64 (67)
Dittler u. Siewert [4]	68	29/42 (69)	20/26 (77)	20/33 (61)	29/35 (83)	42/68 (62)
Katsura et al. [16]	96	34/47 (72)	40/49 (82)	40/53 (75)	34/43 (79)	47/96 (49)
Glaser et al. [8]	97	36/45 (80)	42/52 (81)	42/51 (82)	36/46 (78)	45/97 (46)
Strittmatter u. Ruf [22]	98	30/42 (71)	45/56 (80)	45/57 (79)	30/41 (73)	42/98 (43)
Hildebrandt et al. [13]	113	31/43 (72)	58/70 (83)	58/70 (83)	31/43 (72)	43/113 (38)
Publikationen mit n > 50	711	225/325 (69)	310/386 (80)	310/401 (77)	234/310 (75)	325/711 (46)
Schwankungsbreite		23 – 96%	57 – 94%	52 – 95%	59 – 85%	32 – 67%
Gesamt	933	275/408 (67,4)	422/519 (81,3)	422/546 (77,3)	284/381 (74,5)	408/933 (43,7)
Schwankungsbreite		23 – 96%	57 – 100%	43 – 95%	47 – 100%	26 – 77%

dieser Wert aus dem Vergleich mit dem „Goldstandard" der pathohistologischen Untersuchung errechnet wird, muß natürlich auch die Güte dieses „Goldstandards" in Betracht gezogen werden [12]. Denn die Häufigkeit der positiven Lymphknotenbefunde hängt von der Sorgfalt der pathohistologischen Untersuchung ab, und zwar insbesondere von der Zahl insgesamt untersuchter Lymphknoten [11, 12a]. Dabei ist maßgeblich, ob nur ausgewählte oder nur größere Lymphknoten, oder aber ob grundsätzlich alle, auch die sehr kleinen Lymphknoten, eingebettet und histologisch untersucht werden. So erkennt man aus Tabelle 1 (S. 79), daß bei den 3 Studien, in denen bei der pathologischen Untersuchung in mehr als 60% der Patienten Lymphknotenmetastasen gefunden wurden, die Sensitivität der Endosonographie 60, 69 und 72% betrug. Andererseits finden sich in den Untersuchungen, in denen die Sensitivität 80% und mehr betrug, Lymphknotenmetastasen nur in 26, 32, 39 und 46% der Patienten.

Die Sensitivität der Endosonographie findet ihre Beschränkung in der Größe perirektaler Lymphknotenmetastasen. Entsprechende Untersuchungen am Erlanger Krankengut zeigen, daß bei kurativ resezierten (R0) Rektumkarzinomen der Medianwert für den größten Metastasendurchmesser bei 3,4 mm liegt und daß nur 57,8% aller regionären Lymphknotenmetastasen größer sind als 3 mm [5]. Einen nahezu gleichen Wert von 57% fanden auch Brown et al. [2].

In der SGKRK-Studie betrug unter 350 Patienten mit regionären Lymphknotenmetastasen eines Rektumkarzinoms der Durchmesser der größten Lymphknotenmetastase nur bei 80% mehr als 3 mm (Tabelle 2). Dieser Anteil liegt bei Befall von nur einem Lymphknoten noch niedriger, nämlich 52%, andererseits bei Befall von mehr als 3 Lymphknoten über 90%.

Diese Zahlen erklären, daß bei Endosonographie kurativ operabler Patienten die Sensitivität kaum über 80% liegen kann, sofern die pathohistologische

Tabelle 2. Größter Durchmesser der größten regionären Lymphknotenmetastase. Daten der SGKRK-Studie: 350 Patienten mit radikaler Resektion, R0 und regionären Lymphknotenmetastasen (nicht berücksichtigt sind 13 Patienten mit fehlenden Angaben bezüglich Metastasengröße)

Zahl befallener Lymphknoten	n	Davon größter Durchmesser der größten Lymphknotenmetastase			
		bis 3 mm (%)	3 – 5 mm (%)	>5 mm (%)	>3 mm (%)
1	85	41 (48)	25 (29)	19 (22)	44 (52)
2	61	10 (16)	19 (31)	32 (52)	51 (84)
3	42	7 (17)	13 (31)	22 (52)	35 (83)
4 – 10	112	9 (8,9)	21 (18,8)	82 (73,2)	103 (92)
>10	49	2 (4)	–	47 (96)	47 (96)
Fehlende Angaben	1	1	–	–	–
Gesamt	350	70 (20)	78 (22,3)	202 (57,7)	280 (80)

Untersuchung der Lymphknoten verläßlich erfolgt und nicht eine spezielle Selektion der Patienten getroffen wird.

Negativer und positiver Prädiktivwert der Endosonographie bezüglich Lymphknotenbefall

In Zusammenhang mit der Differentialindikation zwischen lokaler Therapie und radikaler Resektion ist die Sensitivität kein geeigneter Beurteilungsparameter. Entscheidend sind hierfür 2 Fragen:

1. Ist ein etwaiger positiver Lymphknotenbefund hinreichend sicher, so daß dann ohne weitere sonstige diagnostische Maßnahmen eine radikale Resektion vorgenommen werden kann?
2. Ist ein negativer endosonographischer Lymphknotenbefund hinreichend verläßlich, d. h. kann daraus mit hinreichender Sicherheit auf Tumorfreiheit der regionären Lymphknoten geschlossen werden?

Parameter zur Beantwortung der ersten Frage ist der sog. *positive Prädiktivwert.* Er sagt uns, wie oft einem positiven Befund bei einem diagnostischen Verfahren auch tatsächlich ein pathologischer Befund zugrunde liegt; in unserem Falle also, wie oft dann die regionären Lymphknoten tatsächlich metastatisch befallen sind. Zur Beantwortung der zweiten Frage benötigen wir den sog. *negativen Prädiktivwert.* Er gibt Auskunft über die Wahrscheinlichkeit, daß bei einem negativen Befund der angewandten diagnostischen Methode auch tatsächlich ein negativer Befund vorliegt, im speziellen Fall also die Wahrscheinlichkeit, daß bei negativem endosonographischem Befund die regionären Lymphknoten tatsächlich frei von Tumorgewebe sind.

Bezüglich des positiven Prädiktivwertes bei Endosonographie werden im Schrifttum Werte zwischen 47 und 100%, in Untersuchungen mit größeren Patientenzahlen zwischen 59 und 85% angegeben (Tabelle 1, S. 79). Der Mittelwert liegt bei 75%. Falsch-positive Befunde erklären sich dadurch, daß man im Abflußgebiet von Rektumkarzinomen durchaus nicht selten entzündlich-reaktive Veränderungen findet, die zur Vergrößerung der Lymphknoten führen, und daß auch die Struktur von Metastasen und nicht-neoplastischen Veränderungen ähnlich sein kann.

Der negative Prädiktivwert der Endosonographie hinsichtlich regionärer Lymphknoten liegt im Schrifttum zwischen 43 und 95%, im Mittel bei 77% (Tabelle 1, S. 79). Dies bedeutet, daß in bezug auf die Lymphknoten bei negativem Endosonographiebefund doch in 20–25% der Fälle mit regionären Lymphknotenmetastasen zu rechnen ist.

Zusammenfassend ist festzustellen, daß der positive Prädiktivwert der Endosonographie bezüglich lymphogener Metastasierung als hinreichend hoch angesehen werden kann. Daraus ist zu folgern, daß bei der Diagnose von Lymphknotenmetastasen mittels Endosonographie eine radikale Resektion indiziert ist. Andererseits ist der negative Prädiktivwert der Endosonographie mit durchschnittlich nur 75−80% zu gering, um die Endosonographie als hinreichend verläßlich für eine definitive Indikation zur lokalen Therapie anzuerkennen. Aus diesem Grund muß die endgültige Entscheidung, d. h. die definitive Selektion, erst nach Durchführung der lokalen Exzision bzw. endoskopischen Polypektomie aufgrund der sorgfältigen pathohistologischen Untersuchung des komplett lokal entfernten Karzinoms getroffen werden.

Definitive Selektion

Die pathohistologische Untersuchung des komplett entfernten Primärtumors und die dabei erhobenen Befunde über die Invasionstiefe des Tumors, den Differenzierungsgrad und die Lymphgefäßinvasion erlauben eine sehr verläßliche Aussage hinsichtlich Tumorfreiheit der regionären Lymphknoten. Diese Zuverlässigkeit kann anhand durchgeführter radikaler Resektionen überprüft werden. Die entsprechenden Daten aus dem Erlanger Tumorregister und der SGKRK-Studie sowie dem Schrifttum zeigt Tabelle 3. Damit begründet sich das in Abb. 2 dargestellte Flußdiagramm zur definitiven Entscheidung nach lokaler Tumorentfernung durch endoskopische Polypektomie bzw. lokale Exzision. Nach diesen Eingriffen entscheidet das Ergebnis der pathohistologischen Untersuchung über das weitere Vorgehen, nämlich ob das lokale Verfahren als definitiver kurativer Eingriff betrachtet werden kann oder ob eine radikale Resektion angeschlossen werden muß.

Voraussetzung hierfür ist natürlich die sorgfältige pathohistologische Untersuchung nach standardisierten Regeln, wie sie auf S. 19 (Beitrag Hermanek) dargestellt ist.

Bei zweifelhafter Vollständigkeit der Entfernung ist eine individuelle Risikoabschätzung angezeigt. Wir können uns der Meinung von Geraghty et al. [7] nicht anschließen, daß bei Unmöglichkeit der Beurteilung der Vollständigkeit einer Tumorentfernung durch endoskopische Polypektomie, z. B. wegen Ent-

Tabelle 3. Negativer Prädiktivwert der histopathologischen Beurteilung des Primärtumors (pT1, Low grade) bezüglich bereits bestehender lymphogener Metastasierung

	Zahl der Fälle mit Primärtumor pT1 und Low-risk-Histologie	Bei radikaler Resektion tatsächlich regionäre Lymphknoten histologisch tumorfrei (%)
Erlanger Tumorregister 1969−1989	74	72 (97,3)
SGKRK-Studie 1984−1986	37	36 (97,3)
Stolte 1990 (nach [10a])	42	40 (95,2)
Brodsky et al. 1992 [1]	20	20 (100)
Gesamt	173	168 (97,1)

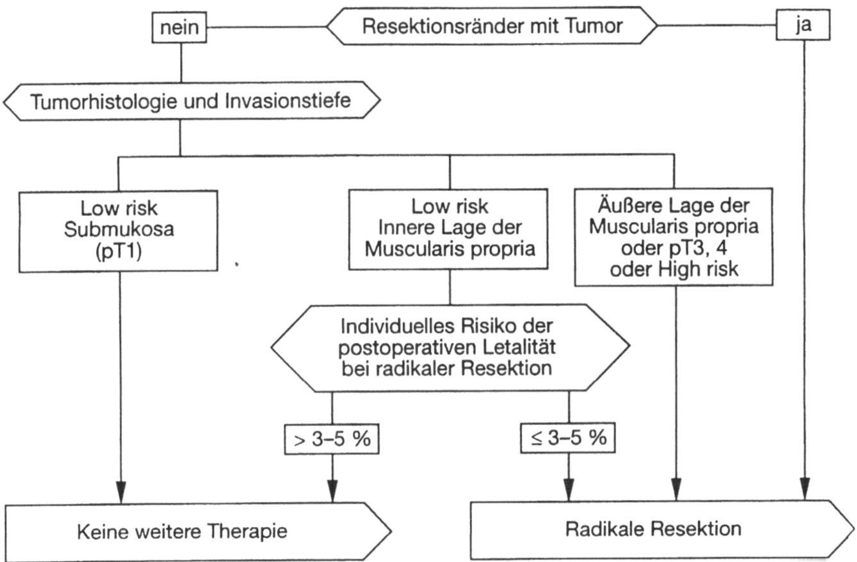

Abb. 2. Definitive Entscheidungsfindung aufgrund der histopathologischen Untersuchung des lokal entfernten Primärtumors. (Nach Hohenberger et al. 1992 [14])

fernung in mehreren Teilen, die Meinung des Endoskopikers, die Polypektomie sei im Gesunden erfolgt, ausreichend für beobachtendes Vorgehen sei. Insbesondere sei in diesem Zusammenhang auch darauf hingewiesen, daß negative Kontrollbiopsien von der Abtragungsstelle nach endoskopischer Polypektomie keinerlei Aussagekraft haben. So verfügen wir über Fälle, bei denen ein Karzinom durch endoskopische Polypektomie nach histologischem Befund nicht vollständig entfernt wurde. Nach negativen Kontrollbiopsien fanden wir dann am Resektat unter der intakten regenerierten Schleimhaut in der Submukosa vitalen Tumor.

Literatur

1. Brodsky JT, Richard GK, Cohen AM, Minsky BD (1992) Variables correlated with the risk of lymph node metastasis in early rectal cancer. Cancer 69:322–326
2. Brown MT, Luna-Perez P, Petrelli NJ, Herrera L (1992) Factors associated with nodal involvement of rectal adenocarcinoma. Surg Oncol Clin North Am 1:25–38
3. Dershaw DD, Enker WE, Cohen AM, Sigurdson ER (1990) Transrectal ultrasonography of rectal carcinoma. Cancer 66:2336–2340
4. Dittler H-J, Siewert JR (1991) Bedeutung der Endosonographie in der Chirurgie. Endoskopie Heute 4:18–22
5. Dworak O (1989) Number and size of lymph nodes and node metastases in rectal carcinoma. Surg Endosc 3:96–99

6. Fleshman JW, Myerson RJ, Fry RD, Kodner IJ (1992) Accuracy of transrectal ultrasound in predicting pathologic stage of rectal cancer before and after preoperative radiation therapy. Dis Colon Rectum 35:823–829

7. Geraghty JM, Williams CB, Talbot IC (1991) Malignant colorectal polyps: venous invasion and successful treatment by endoscopic polypectomy. Gut 32:774–778

8. Glaser F, Friedl P, Ditfurth B v, Schlag P, Herfarth Ch (1990) Influence of endorectal ultrasound on surgical treament of rectal cancer. Eur J Surg Oncol 16:304–311

9. Goldman S, Arvidsson H, Norming U, Lagerstedt U, Magnusson I, Frisell J (1991) Transrectal ultrasound and computed tomography in preoperative staging of lower rectal adenocarcinoma. Gastrointest Radiol 16:259–263

10. Heintz A, Junginger Th (1991) Bedeutung der endorektalen Sonographie bei der Therapie früher Stadien des Rektumkarzinoms. Coloproctology 13:261–264

10a. Hermanek P (1990) Malignant polyps – Pathological factors governing clinical management. Curr Top Pathol 81:277–293

11. Hermanek P (1991) Onkologische Chirurgie/Pathologisch-anatomische Sicht. Langenbecks Arch Chir Suppl 277–281

12. Hermanek P (1992) Lymphknotendiagnostik aus der Sicht der klinischen Pathologie. Zentralbl Radiol 146:7

12a. Hermanek P, Henson DE, Hutter RVP, Sobin LH (eds) (1993) UICC 1993. TNM Supplement 1993. A commentary on uniform use. Springer, Berlin Heidelberg New York Tokyo

13. Hildebrandt U, Klein T, Feidel G, Schwarz H-P, Koch B, Schmitt RM (1990) Endosonography of pararectal lymph nodes. Dis Colon Rectum 33:863–868

14. Hohenberger W, Hermanek P Jr, Hermanek P, Gall FP (1992) Decisionmaking in curative rectum carcinoma surgery. Onkologie 15:209–220

15. Jochem RJ, Reading CC, Dozois RR, Carpenter A, Wolff BG, Charbonean JW (1990) Endorectal ultrasonographic staging of rectal carcinoma. Mayo Clin Proc 65:1571–1577

16. Katsura Y, Yamada K, Ishizawa T, Yoshinaka H, Shimazu H (1992) Endorectal ultrasonography for the assessment of wall invasion and lymph node metastasis in rectal cancer. Dis Colon Rectum 35:362–368

17. Konishi F, Ugajin H, Ito K, Kanazawa K (1990) Endorectal ultrasonography with a 7.5 MHz linear array scanner for the assessment of invasion of rectal carcinoma. Int J Colorect Dis 5:15–20

18. Lindmark G, Elvin A, Pahlman I, Glimelius B (1992) The value of endosonography in preoperative staging of rectal cancer. Int J Colorect Dis 7:162–166

19. Milsom JW, Lavery IC, Stolfi VM, Czyrko C, Church JM, Oakley JR, Fazic VW (1992) The expanding utility of endoluminal ultrasonography in the management of rectal cancer. Surgery 112:832–841

20. Napoleon B, Pujol B, Berger F, Valette PJ, Gerard JP, Souquet JC (1991) Accuracy of endosonography in the staging of rectal cancer treated by radiotherapy. Br J Surg 78:785–788

21. Roubein LD, David C, DuBrow R, Faintuch J, Lynch P, Fornage B, Levin B (1990) Endoscopic ultrasonography in staging rectal cancer. Am J Gastroenterol 85:1391–1394

22. Strittmatter B, Ruf G (1992) Stellenwert und Einsatz der endorektalen Sonographie beim Rektumkarzinom. Coloproctology 14:144–146

23. Tio TL, Coene PPLO, van Delden OM, Tytgat GNJ (1991) Colorectal carcinoma: Preoperative TNM classification with endosonography. Radiology 179:165–170

24. Wagner G, Hermanek P (1994) Organspezifische Tumordokumentation. Springer, Berlin Heidelberg New York Tokyo (in Druck)

III. Methodische Aspekte

Erfahrungen in Padua

M. Lise, E. Pucciarelli, P. Toppan, F. Chemello, P. L. Pilati und G. Segato

Theoretisch kann man bei allen Karzinomen des mittleren und unteren Rektums, deren Lymphknoten nicht von Tumor befallen sind, die chirurgische Therapie durch lokale Exzision als heilend erachten. Hierbei handelt es sich um Tumoren des UICC-Stadiums I und II, d. h. um ca. 50% der Rektumkarzinome [1]. Auch die Karzinome des UICC-Stadiums IV bieten sich zur lokalen, aber palliativen Behandlung an, während das UICC-Stadium III nur die konventionelle chirurgische Therapie im Sinne der radikalen Resektion als sinnvoll erscheinen läßt. Allerdings tritt etwa bei der Hälfte dieser Neoplasien ein Tumorrückfall ein, so daß dieses Stadium nur bei einem Teil der Patienten durch die traditionelle chirurgische Therapie geheilt werden kann [2].

Die Selektion des Patientenguts beruht im wesentlichen auf indirekten Kriterien, entweder patientengebunden oder tumorbezogen. Zu den ersten gehört das chirurgische Risiko (Allgemeinzustand des Patienten, zusätzliche Krankheitsbefunde, Alter), die Bereitschaft, eine Kolostomie zu akzeptieren, sowie die Bereitschaft zu häufigen Nachsorgeuntersuchungen. Die tumorbezogenen Kriterien betreffen dagegen die Größe des Tumors, die Lokalisation und die Form (Morphologie), das Vorhandensein tastbarer oder mit bildgebenden Verfahren dokumentierbarer Lymphknoten sowie deren histologische Typisierung.

Der Zweck dieser Arbeit ist die kritische Betrachtung der Literatur und der chirurgischen Technik der lokalen Exzision, sowie die Einschätzung der Wertigkeit dieser Eingriffe auch in bezug auf die persönlichen Erfahrungen der Autoren.

Erläuterungen zur Technik

Zur lokalen Behandlung des Rektumkarzinoms gibt es zahlreiche Techniken (Tabelle 1). Einige sind ausgesprochen chirurgischer, andere endoskopischer Art, andere zerstören das neoplastische Gewebe (Laser, Kryotherapie, Elektrokoagulation, intraluminäre oder externe Radiotherapie), und andere wieder kombinieren die verschiedenen Behandlungsarten.

Tabelle 1. Techniken der lokalen Therapie beim Rektumkarzinom

Endoskopie	Polypektomie mit der Diathermieschlinge, transanale endoskopische Mikrochirurgie
Transanale Exzisionen	Submukös, Vollwand
Perineale Zugänge	Transsakral, transsphinkter
Parachirurgische Techniken	Elektrokoagulation, Laser, Kryotherapie
Bestrahlungstherapie	Extern, endoluminal, adjuvant

Chirurgische Techniken

Sie unterscheiden sich durch die Art des Zugangs und durch das Ausmaß der Entfernung der Rektumwand.

Die am weitesten verbreitete Technik ist die transanale Exzision bis zur Submukosa oder die „Full-thickness-Entfernung" bis in das perirektale Fettgewebe. Bei gestielten Karzinomen wird auch die Polypabtragung durch eine Umstechungsligatur an der Basis angewandt. Die Grenzen dieser Techniken sind durch die Größe der Karzinome, durch das begrenzte Operationsfeld und durch die Lage der Neoplasien (10 cm oral des Anus) gesetzt. Zur Vermeidung der zuletzt beschriebenen Schwierigkeiten wird der Zug am Wundrand vorgeschlagen. Es wird in jedem Fall immer empfohlen, daß die Resektionsränder mindestens 1 cm vom Tumor entfernt in der gesunden Schleimhaut verlaufen.

Im Falle der Entfernung eines Adenoms oder eines sog. In-situ-Karzinoms wird die Dissektion durch vorhergehendes Umspritzen der Submukosa mit einer Adrenalinlösung erleichtert, die u.a. eine mögliche Blutung reduziert. Sämtliche transanalen Techniken haben den Vorteil, daß die Neoplasie als Ganzes entfernt wird und daher eine komplette (vollständige) histologische Untersuchung möglich ist. Insbesondere bei einer Vollwandexzision kann die Infiltrationstiefe des Karzinoms verläßlich bewertet werden. Weitere Vorteile liegen in der geringen Morbidität, der fehlenden Mortalität und der geringeren Kosten im Vergleich zur radikalen abdominellen Operation, bei der häufig die Anlage einer Kolostomie nötig ist. Als Nachteile wären der unübersichtliche Operationssitus bei Neoplasien >4−5 cm, die mehr als 10 cm vom Anus entfernt sind, die Voll- oder Regionalnarkose und der Verzicht auf die Stadienbestimmung der Lymphknoten zu nennen.

Eine andere chirurgische Technik ist der transsphinktere Zugang (Zugang nach Mason), dessen Vorteil, im Gegensatz zum transanalen, in der exzellenten Darstellung des Operationssitus liegt und in der Möglichkeit, die mehr als 10 cm vom Anus liegenden Neoplasien zu erreichen. Weiterhin erlaubt der Zugang zum Mesorektum die regionale Lymphknotenentfernung und daher die Stadienbestimmung. Bei diesen Zugängen treten allerdings häufige und schwere Komplikationen auf, wie z.B. Infektionen, Wunddehiszenz, Fisteln, sowie Inkontinenz, die bisweilen die Anlage einer Kolostomie erfordern [3].

Endoskopische Techniken

Es werden sowohl flexible als auch starre Endoskope angewandt. Bei Verwendung eines flexiblen Endoskops erfolgt die Abtragung mit einer Diathermieschlinge. Kleinere und gestielte Neoplasien werden in einem Arbeitsgang abgetragen. Bei breitbasigen Neoplasien erfolgt die Resektion in mehreren Arbeitsgängen. Die Behandlung wird ambulant durchgeführt und erfordert keine Anästhesie; es gibt keine unzugänglichen Stellen, die Morbidität ist gering, wenngleich das Risiko einer Perforation des extraperitonealen Rektums größer ist und gewichtigere Konsequenzen hat. Es bleibt allerdings der Nachteil einer unzureichenden Bestimmung von Infiltrationstiefe und Stadium. Außerdem sind bei großvolumigen Tumoren mehrere Arbeitsgänge nötig.

Zur endoskopischen Technik rechnet man auch die „Transanal Endoscopic Microsurgery" (TEM), die eine Vollwandexzision des Rektums mit anschließender Naht zuläßt. Sie bietet sämtliche Vorteile des transanalen chirurgischen Zugangs, zusätzlich den besseren Operationssitus und die Möglichkeit des Zugangs zum oberen Rektumdrittel. Zur Zeit wird diese Methode noch wenig angewandt, und zwar aufgrund der hohen Kosten, der benötigten Ausrüstung und der speziellen Ausbildung, so daß sie wohl nur einigen spezialisierten Zentren vorbehalten bleibt.

Elektrokoagulation, Laser, Kryotherapie

Alle diese Techniken verursachen die Zerstörung von Tumorgewebe. Sie sind alle ambulant anzuwenden und nur von sehr geringer Morbidität begleitet, haben allerdings den großen Nachteil, daß eine Stadieneinteilung weder für die T- noch die N-Bestimmung möglich ist. Daher sind diese Techniken wohl eher zur palliativen Tumortherapie geeignet. Die Lasertherapie ist zudem z. Z. noch sehr kostenintensiv.

Endoluminale Bestrahlung

Auf den Erfahrungen von Papillon aufbauend, wird diese Methode in einigen Zentren angewandt [4, 5]. Auch mit der endoluminalen Bestrahlung wird das Tumorgewebe zerstört; im Vergleich zu anderen destruierenden Techniken aber ist hier das Ergebnis vorhersehbarer und theoretisch müßte die Radiotherapie auch auf die Lymphknoten des Mesorektums wirken. Die Methode wird ambulant angewandt, es wird keine Narkose benötigt, die Nebenwirkungen sind gering und die Ergebnisse sind, bei einer präzisen Patientenauswahl, mit denen der chirurgischen Techniken vergleichbar. Die Nachteile der endoluminalen Bestrahlung sind ähnlich wie die bei den anderen destruierenden Behandlungen (Verzicht auf Stadieneinteilung nach T und N, wiederholte Behandlungszyklen), außerdem darf der Tumor nicht weiter als 8 cm vom Anus entfernt und muß kleiner als 3 cm sein. Zur Behandlung benötigt man besondere Geräte und ausgebildetes Personal. Die Unterscheidung zwischen einem Rezidiv und einer fibrösen Vernarbung ist sehr schwierig.

Externe Radiotherapie

Einige Autoren [6], die diese Methode vertreten, begründen ihr Vorgehen, verbunden mit der lokalen Exzision, mit der Tatsache, daß bei Karzinomen, die nur die Submukosa infiltrieren, in 11−17% der Fälle [1, 7] eine Metastasierung der regionalen Lymphknoten vorliegt. Außerdem gibt es bei der korrekten Durchführung der Bestrahlung des hinteren Beckens nur unbedeutende Nebenwirkungen.

Ergebnisse der Literatur

Aufgrund der unterschiedlichen Patientenselektionen der einzelnen Autoren ist es nicht ganz einfach, eine zusammenfassende Übersicht der Ergebnisse bei der Therapie der Karzinome des mittleren und unteren Rektums durch die lokale Exzision zu erstellen. Autoren mit mehr als 5 Jahre dauernden Kontrollen [8] geben eine beobachtete Überlebensrate von durchschnittlich 66% an sowie eine karzinomspezifische (adjustierte) von 89%. Bei ungefähr 1/4 der Patienten tritt ein lokales Rezidiv auf, und 42% dieser Fälle werden einem weiteren chirurgischen Eingriff zugeführt. Die Mortalität liegt bei 0%, die Morbidität ist nur bei posterioren Zugängen von Bedeutung.

Kasuistik

Von 1980−1991 haben wir 261 Patienten mit einem Rektumkarzinom chirurgisch behandelt; bei 27 dieser Fälle wurde die Neoplasie durch eine lokale Exzision behandelt: in 25 Fällen kurativ, in 2 Fällen palliativ (Tabelle 2).

Von den 25 kurativ behandelten Patienten waren 16 männlichen und 9 weiblichen Geschlechts, mit einem Durchschnittsalter von 64 Jahren (von 33−85 Jahren). Die Durchschnittsgröße und der durchschnittliche Abstand vom Anus betrugen jeweils 3,7 cm (0,3−8 cm) und 8,5 cm (3−20 cm). 18 Karzinome waren breitbasig, 5 gestielt und 2 ulzeriert. Die Neoplasien sind bei 8 Fällen endoskopisch mit der Diathermieschlinge abgetragen worden; bei 11 Fällen wurde eine Vollwandexzision transanal, bei 3 Fällen submukös durchgeführt, in 3 Fällen wurde der Zugang nach Kraske angewandt. Bei den 14 transanalen Exzisionen kam es in 2 Fällen zu Blutungen, die durch hämostatische Nähte transanal gestillt werden konnten. Bei den 3 Eingriffen mit dem transsakralen Zugang kam es in 2 Fällen zur Bildung einer rektalen Fistel, die die An-

Tabelle 2. Operationen wegen eines Rektumkarzinoms (eigenes Krankengut)

	Anzahl der Patienten	%
Tiefe anteriore Resektion	129	49,8
Koloanale Anastomose	33	13,0
Abdominoperineale Resektion	55	21,0
Hartmann-Operation	13	4,9
Lokale Exzision		
– kurativ	25	9,5
– palliativ	2	0,7
Totale Kolektomie mit ileorektaler Anastomose	4	1,5
Gesamt	261	100,0

Tabelle 3. Invasionstiefe des Rektumkarzinoms bei 25 Patienten, die mit einer lokalen Exzision kurativ behandelt wurden

	Anzahl der Patienten	%
Tis	8	32
T1	12	48
T2	4	16
T3	1	4
Gesamt	25	100

Tabelle 4. Mißerfolge bei 17 Patienten, bei welchen das Rektumkarzinom mit einer lokalen Exzision behandelt wurde. Durchschnittlicher Nachsorgezeitraum: 37 Monate (5 – 87 Monate)

	Patientenzahl	%
Lokalrezidive	3	17,6
Sekundäre radikale Resektion	2	10,6
Karzinombedingter Exitus	1	5,8

lage einer Kolostomie erforderlich machte, und in einem Fall kam es zu einer sakralen Hernie, die einer chirurgischen Behandlung bedurfte.

Die Einteilung der 25 Karzinome nach der Infiltrationstiefe der Rektumwand (pT) ist in Tabelle 3 zusammengefaßt. In bezug auf das Grading wurden 2 Fälle als G3, 4 Fälle als G2 und die übrigen 19 Fälle als G1 eingestuft. Bei 4 Patienten wurde anschließend eine adjuvante externe Radiotherapie durchgeführt, bei weiteren 4 Patienten eine radikale chirurgische Therapie.

Die Daten über das Follow-up bei 17 Patienten sind in Tabelle 4 enthalten. Bei den 3 Patienten mit einem lokalen Rezidiv handelte es sich einmal um ein Adenokarzinom pT1 G1, welches 2mal rezidivierte, und zwar zuerst nach 12, dann nach 48 Monaten: Beim ersten Rezidiv wurde eine lokale Exzision durchgeführt, beim zweiten eine transsphinktere Rektumresektion. Der 2. Patient, mit einem Adenokarzinom pT1 G2 und postoperativer Radiotherapie, entwickelte nach 6 Jahren ein Rezidiv und wurde mit einer abdominoperinealen Resektion (APR) behandelt. Der 3. Patient mit einem ulzerierten Adenokarzinom pT3 G2 verweigerte sich dem radikalen chirurgischen Eingriff und wurde nach lokaler Exzision mit einer Radiotherapie behandelt; nach 12 Monaten bekam der Patient ein Rezidiv und wurde daher einer APR unterzogen, jedoch konnte auch mit dieser Maßnahme der Exitus wegen diffuser Metastasierung nicht verhindert werden.

Diskussion

Das immer stärker werdende Interesse an den sog. „sphinctersaving" Operationen hat erneut die Aufmerksamkeit auch auf die lokalen Exzisionen beim Rektumkarzinom im mittleren und unteren Drittel gelenkt [9–11]. Diese werden in palliativer oder kurativer Absicht durchgeführt; oftmals jedoch stellen sie aufgrund der patientenbezogenen Risikofaktoren (Alter, zusätzliche Krankheiten, Verweigern einer Kolostomie) nur einen Kompromiß dar. Ungefähr 4–13% der Rektumkarzinome werden mit einer lokalen Exzision (LE), mit nicht immer gleichlautenden Ergebnissen, behandelt. Obwohl die LE vom theoretischen Standpunkt aus eine solide rationale Basis hat, ist ihre Wirksamkeit sehr von einer korrekten Stadieneinteilung und Selektion der Patienten abhängig. In der Tat lassen die klinische Untersuchung, die endorektale Sonographie, die CT und die MR des Beckens eine zuverlässige präoperative Bewertung zu, mit allerdings einer immer noch hohen Fehlerquote [12]. Theoretisch kann man sagen, daß die LE um so mehr gerechtfertigt ist, je geringer die Wahrscheinlichkeit von Lymphknotenmetastasen ist. Der größte Teil der fachspezifischen Veröffentlichungen beschäftigt sich daher mit der Identifizierung von Faktoren, die eine Voraussage der Aggressivität der Krankheit ermöglichen und die eine LE als Therapie ausschließen (s. Beitrag Hermanek, S. 7 ff.).

Die Lokalisation des Tumors hat zahlreiche Meinungsverschiedenheiten über die bestmögliche LE-Technik provoziert. Wie schon zuvor berichtet, bietet jede Technik Vor- und Nachteile. Allerdings trifft die transanale „Full-thickness-Exzision" auf die meiste Zustimmung, und zwar aus den folgenden Gründen: Sie ist für tiefsitzende und kleine Neoplasien geeignet, erfordert keine kostenaufwendige Ausrüstung und keine besondere Ausbildung. Die Morbidität ist gering, die Mortalität fast ausgeschlossen. Die anderen Zugänge sind, obwohl sie eine ausgesprochen gute Übersicht schaffen und evtl. eine Stadieneinteilung der Lymphknoten zulassen, durch ihre hohe Komplikationsrate von einer weit verbreiteten Anwendung ausgeschlossen. Letzten Endes ist die Anwendung der unterschiedlichen Techniken, abgesehen von der Lage, der Größe und der Form des Tumors, jedoch grundsätzlich von der persönlichen Erfahrung des Chirurgen abhängig.

Von der theroretischen Seite her vielversprechend ist die adjuvante Strahlentherapie, deren rationale Grundlage durch das Risiko befallener Lymphknoten, auch bei den gut differenzierten und nur die Submukosa betreffenden Neoplasien, gegeben ist. Leider liegen noch keine ausreichend fundierten Studien vor [13]. Darüber hinaus kommt es bei Bestrahlungen des hinteren Beckens kaum zu nennenswerten Nebenwirkungen [6].

Die endgültige Entscheidung über die definitive Form des chirurgischen Vorgehens sollte nach der definitiven histologischen Untersuchung des entfernten Präparates erfolgen:

1. Erfahrungsgemäß gibt es immer wesentliche Unterschiede zwischen der präliminären Biopsie und dem Operationspräparat nach LE.
2. Der Befund eines Karzinoms an den Resektionsrändern der LE erfordert immer einen radikalen Eingriff und erlaubt nur in Ausnahmefällen eine Nachresektion.

Daraus folgt, daß die LE in erster Linie als eine „Exzisionsbiopsie" angesehen werden muß.

Was die Technik angeht, so bevorzugen wir die transanale „Disc-Exzision" bei Karzinomen mit weniger als 8 – 10 cm Abstand vom Anus. Die weiter proximal gelegenen Karzinome werden mit anteriorer Rektumresektion behandelt. Die posterioren Zugänge könnten eine geeignete Lösung sein, wenn die beiden zuvor genannten Techniken nicht indiziert sind.

Literatur

1. Hojo K, Koyama Y, Moriya Y (1982) Lymphatic spread and its prognostic value in patients with rectal cancer. Am J Surg 144:350–354
2. Biggers OR, Beart RW, Ilstrup DM (1986) Local excision of rectal cancer. Dis Colon Rectum 29:374–377
3. Gall FP, Hermanek P (1988) Cancer of the rectum: local excision. Surg Clin North Am 68:1353–1365
4. Papillon J (1983) New prospects in the conservative treatment of rectal cancer. Dis Colon Rectum 27:695–700
5. Papillon J, Berard Ph (1992) Endocavitary irradiation in the conservative treatment of adenocarcinoma of the low rectum. World J Surg 16:451–457
6. Bailey HR, Huval WV, Max E, Smith KV, Butts DR, Zamora LF (1992) Local excision of carcinoma of the rectum for cure. Surgery 111:555–561
7. Morson BC (1966) Factors influencing the prognosis of early cancer of the rectum. Proc R Soc Med 59:607–608
8. Graham RA, Garnsey L, Jessup JM (1990) Local excision of rectal carcinoma. Am J Surg 160:306–312
9. De Cosse JJ, Wong RJ, Quan SHQ, Friedman NB, Sternberg SS (1989) Conservative treatment of distal rectal cancer by local excision. Cancer 63:219–223
10. Whiteway J, Nicholls RJ, Morson DC (1985) The role of surgical local excision in the treatment of rectal cancer. Br J Surg 72:694–697
11. Killingback M (1992) Local excision of carcinoma of the rectum: indications. World J Surg 16:437–446

12. Wong WD, Bleday R (1992) Rectal carcinoma: etiology and evaluation. In: Beck DE, Wexner SD (eds) Fundamental of anorectal surgery. McGraw-Hill, New York, pp 238–259
13. Rosenthal SA, Yeung RS, Weese JL, Eisenberg BL, Hoffman JP, Coia LR, Hanks GE (1992) Conservative management of extensive low-lying rectal carcinomas with trans-anal local excision and combined preoperative and postoperative radiation therapy. A report of phase I–II Trial. Cancer 69:335–341

Erfahrungen in Rom

G. Fegiz, P. Gozzo, G. Blasi, S. Cataldi, S. Brozzetti und M. Indinnimeo

Die gegenwärtigen Kenntnisse über den Ausbreitungsmodus des Rektumkarzinoms, die Möglichkeit, den Sicherheitsabstand unterhalb des Tumors zu reduzieren und die Einführung der Klammernahtgeräte in die alltägliche chirurgische Praxis haben es ermöglicht, den größten Teil der Rektumtumoren des mittleren Drittels unter Beibehaltung der Sphinkterfunktion zu operieren.

Der Anteil der abdominoperinealen Amputation bleibt allerdings immer noch sehr hoch (ca. 70%) für die Tumoren im unteren Rektumdrittel. Die Mortalität dieser chirurgischen Vorgehensweise liegt durchschnittlich bei 2–5% in den spezialisierten Zentren. Allerdings kann sich dieser Anteil in Abhängigkeit vom Alter nach oben verschieben auf ca. 14,9% bei über 80jährigen Patienten und hohem Operationsrisiko [1]. Der hohe Anteil abdomineller Komplikationen, die perineale Wunde, die Miktionsbeschwerden und sexuellen Funktionsstörungen, die Anlage einer definitiven Kolostomie und auch die hohen Kosten haben die Entwicklung und Anwendung alternativer Techniken vorangetrieben und rechtfertigen auch prozentmäßig leicht niedrigere Überlebensraten gegenüber radikalen Eingriffen. Einige lokale Behandlungsmethoden, die in den vergangenen Jahren nur eine palliative Maßnahme darstellten, können heute sogar als kurativ erachtet und von einem rein onkologischen Gesichtspunkt akzeptabel werden, wenn die komplette Exzision der Neoplasie mit einem ausreichenden Rand gesunden Gewebes erfolgen kann und wenn das Risiko von Lymphknotenmetastasen begrenzt bleibt. Tabelle 1 zeigt beispielhaft eine Literaturübersicht über die Ergebnisse der transanalen Exzision.

Der Erfolg dieser Eingriffe hängt zum Großteil von einer akkuraten präoperativen Selektion der Patienten ab (s. Beitrag Hermanek u. Marzoli, S. 77 ff.).

Tabelle 1. Ergebnisse der transanalen lokalen Exzision [2]

Autoren	Anzahl der Patienten	Nachsorge in Jahren	Rezidive	Mortalität
Lock	83	?	0	2
Stearns	12	5	0	0
Whiteway	19	5	0	0
Morson	37	5	0	0
Morson	91	5	0	0

Tabelle 2. Kasuistik 1970 – 1992

	n	%
Abdominoperineale Resektion	181	17,2
Hartmann-Operation	25	2,4
Durchzug (Pull-through)	39	3,7
Tiefe anteriore Resektion Handanastomose	185	17,6
Tiefe anteriore Resektion Klammernahtanastomose	615	58,3
Transsakrale lokale Exzision	1	0,1
Transanale lokale Exzision	6	0,6
Transanale endoskopische Mikrochirurgie	2	0,2
Gesamt	1054	

Eigene Erfahrungen

Die eigene Kasuistik der operierten Rektumtumoren ist Tabelle 2 zu entnehmen.

Es zeigt sich, daß der Anteil der lokalen Therapieverfahren mit 0,9% sehr gering ist, und zwar aus den folgenden Gründen:

1. Der Anteil der Patienten, die uns im Frühstadium zugewiesen werden, ist gering.
2. Die guten funktionellen und onkologischen Ergebnisse, die wir mit der Resektion und den tiefen bis sehr tiefen Anastomosen gemacht haben, veranlaßten uns, diesen onkologisch radikaleren Eingriff auch bei zahlreichen Fällen mit kleineren Neoplasien durchzuführen.
3. Die Schwierigkeiten, die sich bei der präoperativen Stadieneinteilung der kleinen Tumoren im unteren Rektum ergaben, konnten weitgehend mit der Einführung der transrektalen Endosonographie verringert werden.

Es bleibt noch zu erwähnen, daß wir keine Aussagen über die Langzeitergebnisse der lokalen Therapie machen können, da wir mit dieser Art von Therapie erst begonnen haben.

Literatur

1. Hughes ESR (1980) Operative mortality following excision of the rectum. Br J Surg 67:49 – 51
2. Saadia R, Schein M (1988) Local treatment of carcinoma of the rectum. Surg Gynecol Obst 166:481 – 486

Transanale endoskopische Mikrochirurgie (TEM)

B. Mentges und G. Bueß

Die Transanale Endoskopische Mikrochirurgie (TEM)[1] ist eines der ersten Verfahren der Minimal Invasiven Chirurgie (MIC) und hat das Experimentalstadium schon lange verlassen; 1983 wurde sie in die Klinik eingeführt. Der indikatorische Platz wurde anfangs im Rahmen der onkologischen Vorsorge gesehen und zwar insofern, als tubulovillöse Adenome, die entsprechend der Adenom-Karzinom-Sequenz als Vorläuferstadien der Malignome anzusehen sind, aus dem Rektosigmoidalbereich entfernt wurden. Im wesentlichen haben 3 Phänomene zur Änderung der Indikationsstellung beigetragen:

1. Nach Exzision von Polypen mit Durchmessern von mehr als 3 cm wurde in der endgültigen Histologie in ca. 30% der Fälle ein bis dahin nicht bekanntes Karzinom meist frühen Stadiums entdeckt.
2. Bei den anfänglichen Nachresektionen der pT1-Karzinome wurden weder verbliebene Tumorreste noch Lymphknotenmetastasen gefunden.
3. Durch diese im Nachhinein überflüssigen Zweitoperationen wurden Komplikationen verursacht; ein Patient verstarb an den Folgen eines ARDS nach Anastomoseninsuffizienz und Peritonitis.

Die Vorgehensweise wurde nun dahingehend geändert, daß gut bis mäßig differenzierte pT1-Karzinome nicht mehr nachreseziert wurden, oder daß sie − wenn durch die präoperative Diagnostik als solche bekannt − von vornherein nur lokal angegangen wurden. Beeinflußt wurden wir auch durch die Arbeiten von Hermanek [8], der bei gut bis mäßig differenzierten pT1-Karzinomen in nur 3% der Fälle einen Befall der Lymphknoten angibt.

Material und Methode

Instrumentarium

Die Methode wurde an anderer Stelle ausführlich beschrieben [1, 2]. Das Operationsrektoskop (Abb. 1) hat einen Tubusdurchmesser von 4 cm und eine Tubuslänge von 12 bzw. 20 cm. Es wird mit einem Martinarm am Operationstisch

---

[1] *Anmerkung der Herausgeber:* Für den Zugang durch den Analkanal (ohne Durchtrennung der Sphinktermuskulatur) ist die Bezeichnung „peranal" vorzuziehen [7].

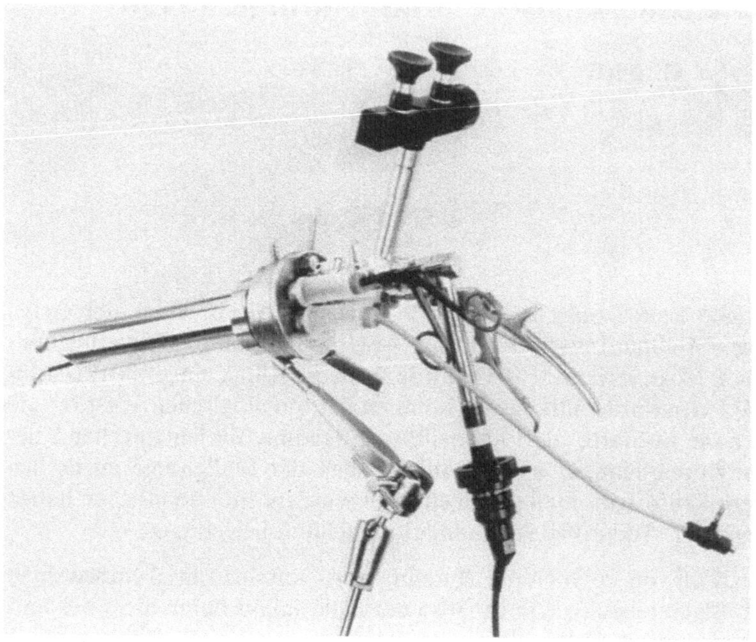

Abb. 1. Operationsrektoskop

befestigt und kann in jeder beliebigen Position fixiert werden. Durch die Arbeitskanäle des Arbeitseinsatzes können 4 bis zu 47 cm lange Instrumente eingeführt werden. Ein weiterer Kanal ist für die Stereooptik reserviert, die ein räumliches Sehen bis zu 6facher Vergrößerung erlaubt. Eine dritte, nach unten abgewinkelte Optik (Abb. 2) dient dem Anschluß an ein Videosystem. Das Instrumentarium enthält einen Nadelhalter, nach rechts und links gebogene Pinzetten und Scheren, einen Hochfrequenzmesser, einen Clipapplikator und einen Sauger (Abb. 3). Durch Abdichtelemente aus Gummi, deren verschiedenfarbige Verschlußkappen dem jeweiligen Instrumentendurchmesser zugeordnet sind, wird das System gegenüber den beweglichen Instrumenten abgedichtet. Das Endochirurgiekombinationsgerät (Abb. 4) hat 4 Funktionen: CO_2-Insufflation zur Dilatation des Rektums, endoluminale Druckmessung, Optikspülung und Saugung.

Indikation

Als Indikationen für die lokale Abtragung von Karzinomen im Rektosigmoidalbereich sind anzuführen:

1. Gut bis mäßig differenzierte Karzinome des präoperativen Stadiums CS I (Mason) oder uT1.

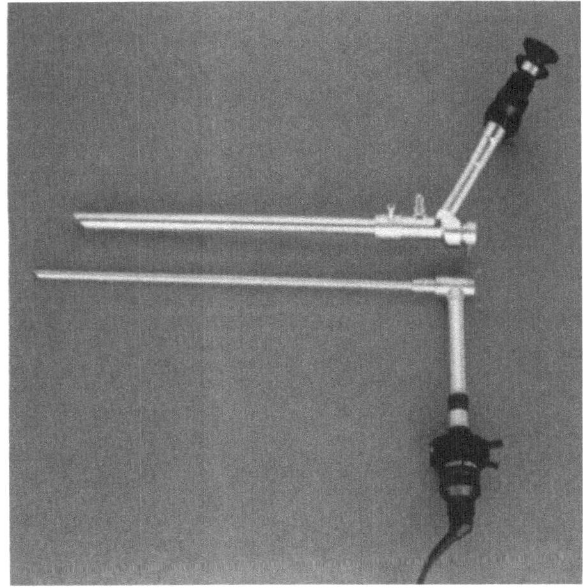

Abb. 2. Stereooptik

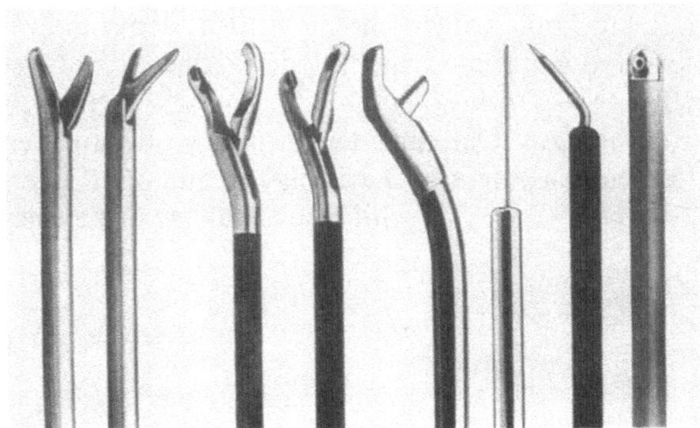

Abb. 3. Instrumentarium der TEM

2. Gut bis mäßig differenzierte Karzinome des präoperativen Stadiums CS II oder uT2 bei Patienten über 70 Jahren oder bei jüngeren Patienten mit Risikofaktoren, insbesondere wenn eine abdominoperineale Rektumexstirpation die Alternative darstellt.
3. Karzinome des Stadiums CS III oder uT3 bei Patienten, denen aufgrund des Alters oder wegen Risikofaktoren kein größerer abdomineller Eingriff mehr zugemutet werden kann.
4. Patienten mit einem Karzinom mit Stadium T1 –T3, die ein radikalchirurgisches Vorgehen bzw. einen Anus praeter ablehnen.

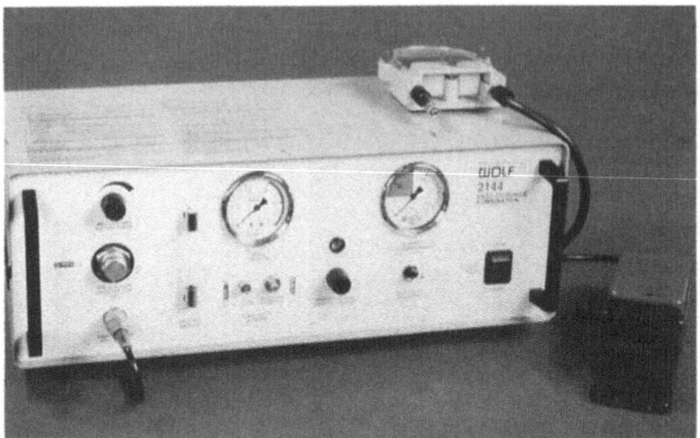

Abb. 4. Endochirurgiekombinationsgerät

Präoperative Diagnostik und Operationsvorbereitung

Das gesamte Kolon muß diagnostisch abgeklärt sein. Ein endorektaler Ultraschall ist heute die sensibelste Methode zum Nachweis der Tiefeninfiltration des Tumors und somit für die Operationsplanung unbedingt anzustreben. Vom Operateur sollte eine starre Rektoskopie vorgenommen werden, damit die genaue Lokalisation des Tumors und damit die Lagerung des Patienten im Operationssaal festgelegt wird.

Am Tage vor der Operation wird zur Reinigung des Darmes wie bei anderen kolonchirurgischen Eingriffen eine orthograde Darmspülung mit 10 l Ringer-Laktat durchgeführt. Zu Beginn der Operation wird eine einmalige Gabe eines Antibiotikums verabreicht.

Operatives Vorgehen

Der überwiegende Anteil der Eingriffe wurde in Vollnarkose vorgenommen, in letzter Zeit kommt jedoch zunehmend die Periduralanästhesie zum Einsatz.

Der Patient wird auf dem Operationstisch so gelagert, daß der Tumor nach unten zu liegen kommt. Nach Einführen des Operationsrektoskops wird das Exzisionsgebiet unter Zuhilfenahme des Sichtfensterdeckels und manueller Luftinsufflation eingestellt und das Rektoskop in dieser Stellung fixiert. Nun wird der Arbeitseinsatz gegen das Sichtfenster ausgetauscht; die Stereooptik und die Instrumente mit den Abdichtelementen werden eingeführt und die Schlauchverbindungen vom Endochirurgiekombinationsgerät mit dem Rektoskop und dem Sauger verbunden. Die Einchipkamera des Videosystems wird an das 3. Okular der Stereooptik angeschlossen.

Zunächst wird das Exzisionsgebiet mit Koagulationspunkten markiert, die die Übersicht beim Präparieren erleichtern. Als Sicherheitsabstand empfehlen

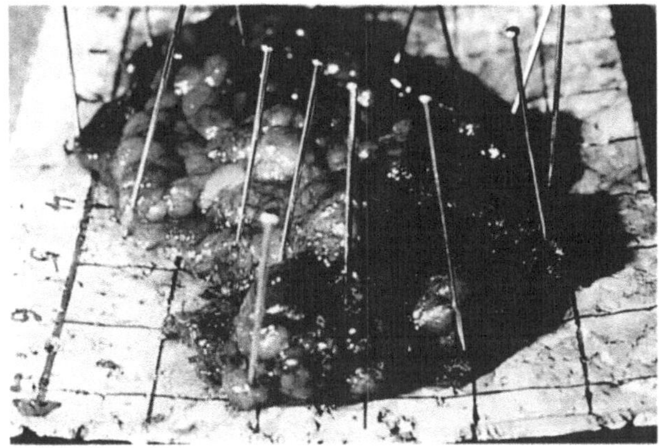

Abb. 5. Präparat

wir beim Karzinom mindestens 1 cm. Die Exzision eines Tumors im Extraperitonealbereich wird mit dem Hochfrequenzmesser in Vollwandtechnik vorgenommen. Im Intraperitonealbereich begnügen wir uns mit der Teilwandexzision, bei der nur die innere Muskelschicht mitentfernt wird. Der Defekt wird mit einem monofilen Faden der Stärke 3×0 in querer, fortlaufender Nahttechnik vom rechten Wundrand beginnend verschlossen. Als Knotenersatz dienen Silberclips.

Aufarbeitung des Präparates

Das Präparat wird sofort nach Entnahme gereinigt und mit Nadeln auf eine Korkplatte mit Zentimeterraster aufgespannt (Abb. 5). Vom Pathologen wird das Präparat in Stufenschnitten aufgearbeitet, die Tiefeninfiltration bestimmt und die Einordnung in Low oder High risk nach den Kriterien von Hermanek [6] vorgenommen.

Postoperative Behandlung

Bei komplikationslosem Verlauf wird je nach Ausmaß der Resektion am 2. oder 3. postoperativen Tag mit dem Nahrungsaufbau begonnen. Da die Patienten oft von weit her zu uns überwiesen werden, werden sie meist erst nach Eintreffen der endgültigen Histologiebefunde entlassen.

Nachsorge

Die Nachuntersuchungen werden nach lokaler Exzision von Karzinomen in den ersten beiden postoperativen Jahren vierteljährlich, bis Ende des 5. Jahres halb-, und anschließend jährlich vorgenommen.

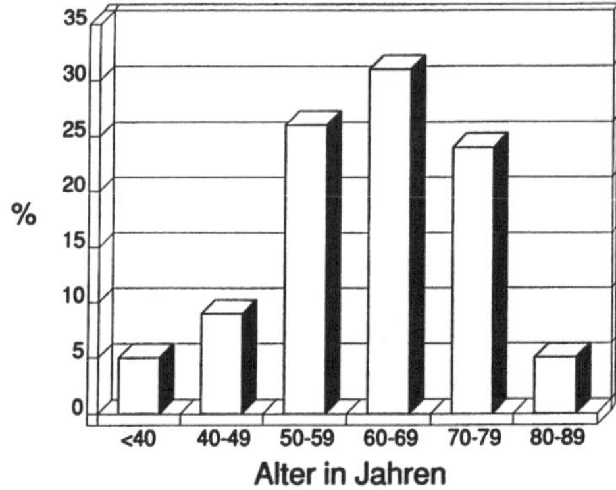

Abb. 6. Altersverteilung

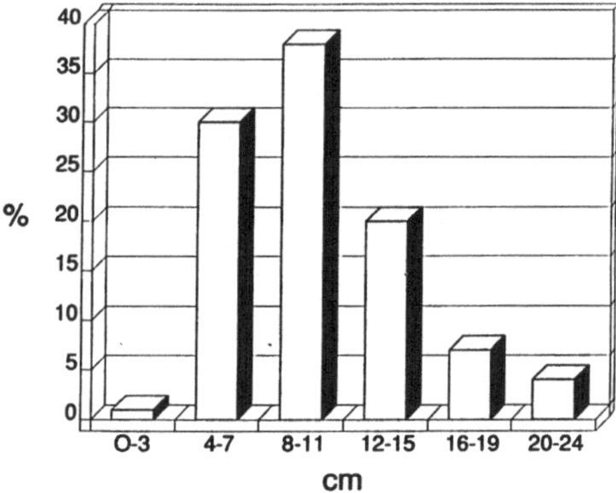

Abb. 7. Lokalisation

Patienten

Im Zeitraum vom 1.7.1983 bis 1.10.1991 wurden 355 Eingriffe mit dem Instrumentarium der TEM durchgeführt. Dabei wurden 253 Adenome, 93 Karzinome, 4 Karzinoide, 3 hyperplastische Polypen, ein Non-Hodgkin-Lymphom und ein Ulcus recti entfernt. Die Altersverteilung der Patienten mit Rektumkarzinomen und die Lokalisationsverteilung der Tumoren ist den Abb. 6 und 7 zu entnehmen.

Ergebnisse

Operationsdauer

Die Operationsdauer lag durchschnittlich bei 74 min, das Minimum betrug 30, das Maximum 145 min.

Komplikationen

Ein Patient erlitt postoperativ einen apoplektischen Insult. Eine Nahtinsuffizienz wurde konservativ behandelt, 2 weitere machten die Vorschaltung eines Anus praeter erforderlich. Rektum-Scheiden-Fisteln wurden ebenfalls 2mal beobachtet. In einem Falle ergab die endgültige Histologie ein pT2-Karzinom, weshalb eine abdominoperineale Rektumexstirpation angeschlossen wurde. Ein weiterer Fall kam nach Anlage eines Anus praeter zur Abheilung. Eine peranale Blutung kam nach konservativer Therapie (Transfusion von 2 Erythrozytenkonzentraten) zum Stehen, eine weitere wurde rektoskopisch koaguliert. Eine perianale Phlegmone wurde operativ saniert. Im weiteren postoperativen Verlauf wurden 3 Stenosen im Operationsgebiet festgestellt, 3 konnten durch Bougierungsbehandlung beseitigt werden, eine erforderte eine operative Intervention. In einem Fall wurde eine dauerhafte Inkontinenz beobachtet.

Dauer des stationären Aufenthaltes

Die mittlere Dauer des postoperativen Aufenthaltes betrug 8 Tage. Sie wurde verlängert durch das Abwarten der endgültigen Histologiebefunde, da viele Patienten von weit außerhalb zu uns überwiesen wurden.

Histologie

Größe der Präparate und Tumoren

Die durchschnittliche Fläche der entfernten Präparate betrug $18{,}4\,\mathrm{cm}^2$, die Fläche der Tumoren $9{,}2\,\mathrm{cm}^2$.

Staging

62 der 93 Karzinome wurden in der endgültigen histologischen Beurteilung als pT1-, 23 als pT2- und 8 als pT3-Karzinome klassifiziert. 16 der pT1-Tumoren, 9 der pT2- und 5 der pT3-Tumoren wurden nach onkologischen Radikalkriterien nachreseziert.

Lokalrezidive

Unter den 46 Patienten mit nur lokal operierten pT1-Karzinomen befanden sich 41 Low-risk- und 5 High-risk-Fälle. Einer der 41 Patienten mit Low-risk-Tumoren entwickelte bisher ein Lokalrezidiv (2,5%). Die histologische Nachuntersuchung des Präparates ergab im Gegensatz zum ursprünglichen Ergebnis keine Freiheit der Resektionsgrenzen. Eine chirurgische Therapie kam wegen Vorliegen eines Lokalrezidivs mit Lebermetastasen nicht mehr in Betracht. Bei den 5 Patienten mit pT1-High-risk-Tumoren wurden bislang 2 Lo-

Tabelle 1. Eigenes Krankengut. 93 Patienten mit invasivem Rektumkarzinom

Radikale Nachresektion nach primärer lokaler Exzision

pT	n	Davon Nachresektion
pT1	62	16 (26%)
pT2	23	9 (39%)
pT3	8	5 (63%)

Lokale Exzision als definitive Therapie

pT	Histologisches Risiko	n	Lokalrezidive
pT1	Low risk	41	1 (2%)
	High risk	5	2 (40%)
pT2	Low risk	13	1 (8%)
	High risk	1	–
pT3		3	1 (33%)

kalrezidive festgestellt. Beim Zweiteingriff konnten beide Patienten mit kurativer Zielsetzung operiert werden. Die Histologie ergab jedoch fortgeschrittene Tumorstadien: pT3N1 und pT3N2. Bei einem von 13 pT2-Low-risk-Tumoren wurde bislang ein Lokalrezidiv diagnostiziert (7%), desgleichen bei einem von 3 pT3-Karzinomen (Tabelle 1).

Diskussion

Das Konzept der lokalen Resektion von Rektumfrühkarzinomen entspringt einerseits der Beobachtung, daß die Anzahl der befallenen Lymphknoten bzw. die Lokalrezidivrate bei gut differenzierten Tumoren sehr gering ist, andererseits der Tatsache, daß die Letalität der lokalen Abtragung weit unter der der onkologischen Radikaloperation liegt.

Nach Gall und Hermanek beträgt die Rate der Lymphknotenmetastasen bei Nachresektionen von polypektomierten Patienten mit pT1-Low-risk-Karzinomen 5% [4]. In einer Literaturübersicht wird bei Hermanek u. Gall [9] der Anteil der befallenen Lymphknoten bei pT1-Karzinomen unabhängig von der Differenzierung zwischen 0 und 29% angegeben mit einer Durchschnittsrate von 11,5%. Die Autoren selbst geben eine Rate von 3,1% an. Hermanek [8] fand in der neuesten Aufarbeitung seines Krankengutes eine Rezidivrate von 3% nach lokaler Resektion von pT1-Low-risk-Karzinomen (Näheres s. Beitrag Köckerling et al., S. 125).

Die Operationsletalität der radikalen Tumorchirurgie beträgt beim Rektumkarzinom ca. 5% [3]; bei älteren Patienten liegt sie deutlich höher. Durch die lokale Therapie von Tumoren mit niedriger Lokalrezidivtendenz wird eine Verminderung der Komplikationsrate und Operationsletalität angestrebt. Bei Anwendung der TEM verstarb keiner von 93 Patienten mit lokaler Resektion von

Rektumkarzinomen des Stadiums T1–T3 an den Folgen der Operation. Bei Auftreten von Lokalrezidiven nach lokaler Therapie von Rektumkarzinomen besteht noch eine 50%ige Chance einer kurativen Operation [5]. In unserer Studie wurde bei einem von 41 Patienten mit lokaler Resektion von pT1-Low-risk-Tumoren ein Rezidiv entdeckt. Da das rezidivfreie Intervall bei Frühkarzinomen sehr lang ist [10], ist eine abschließende Beurteilung des Konzeptes der lokalen Resektion auch wegen der noch zu niedrigen Fallzahl verfrüht.

Literatur

1. Bueß G, Hutterer F, Theiß J, Böbel M, Isselhard W, Pichlmaier H (1984) Das System für die transanale endoskopische Rectumoperation. Chirurg 55:677
2. Bueß G, Kipfmüller K, Hack D, Grüßner R, Heintz A, Junginger T (1988) Technique of transanal endoscopic microsurgery. Surg Endosc 2:71
3. Gall FP, Hermanek P (1988) Die erweiterte Lymphknotendissektion beim Magen- und colorektalen Karzinom. Chirurg 59:202
4. Gall FP, Hermanek P (1988) Cancer of the rectum-local excision. Surg Clin North Am 68:1353
5. Graham RA, Garnsey L, Jessup JM (1990) Local excision of rectal carcinoma. Am J Surg 160:306
6. Hermanek P (1977) On the diagnosis of colorectal polyps. Beitr Pathol 161:203
7. Hermanek P (1989) Nomenklatur und Definitionen. In: Gall FP, Zirngibl H, Hermanek P (Hrsg) Das kolorektale Karzinom. Kontroverse Fragen, neue Ergebnisse. Zukschwerdt, München Bern Wien
8. Hermanek P (1990) Behandlung colorectaler Carcinome durch endoskopische Polypektomie. Vortrag Symposium der CAO Heidelberg 1990
9. Hermanek P, Gall FP (1986) Early microinvasive colorectal carcinoma. Int J Colorect Dis 1:79
10. Welch JP, Burke JF (1978) Detection and treatment of recurrent cancer of the colon and rectum. Am J Surg 135:505

Zugang nach Mason

W. Thaler, F. Martin, P. L. Catalano und G. La Guardia

Unter bestimmten Bedingungen können Karzinome des unteren und mittleren Rektumdrittels lokalchirurgisch behandelt werden. Dabei wird eine „Fulldisc-Exzision" des tumortragenden Rektumwandanteils gefordert. Mehrere Methoden haben sich etabliert. Die Mehrzahl der Chirurgen bevorzugt heute den transanalen Zugang zum Rektum, direkt [1–3] oder endoskopisch [4]. Nur wenige bedienen sich der posterioren Zugänge, transsphinkter [5, 6] oder transsakral [7, 8].

Die Wahl des Vorgehens scheint nicht immer von objektiven Kriterien abhängig zu sein. Man hat bisweilen den Eindruck, daß die Vorliebe des jeweiligen Chirurgen für ein bestimmtes Vorgehen ausschlaggebend ist, und daß aufgrund von Vorurteilen gehandelt wird, die z. T. auf negative Erfahrungen früherer Chirurgengenerationen zurückgehen.

Der Zugang zum Rektum durch die Weichteile des Perineums mit Durchtrennung der Sphinkteren ist keine neue Erfindung; bereits Lisfranc und Dieffenbach (zit. nach [9]) weisen darauf hin. 1880 berichtete Cripps [10] über den medianen posterioren Zugang. Der ausschließlich transsphinktere Weg findet jedoch, im Gegensatz zum transsakralen Zugang nach Kraske, nur gelegentlich Erwähnung, bis Mason [11] 1970 „seinen" Zugang zum Rektum beschreibt, der keine Manipulation am Knochen vorsieht und eine Verletzung der Nerven vermeidet. Nach den Ausführungen des Autors „erlaubt der transsphinktere Zugang ein Operieren unter Sicht bei einer Vielzahl von pathologischen Veränderungen am Rektum. Wenn die normale Anatomie Schicht für Schicht wiederhergestellt wird, mit exakten Nähten, heilen die Muskeln gut und gewährleisten eine normale Defäkation und komplette anale Kontinenz". York Mason erzählt, daß man ihn wegen seines Mutes, die Sphinkteren zu durchtrennen, beglückwünschte, als er bei der Royal Society of Medicine über 24 Patienten berichtete, die er transsphinkter am Rektum operiert hatte. Gleichzeitig erwähnt er aber auch, daß man ihn davon abbrachte, diese Idee weiter zu verbreiten.

Der transsphinktere Zugang parasakral links nach Mason ist eine elegante und leicht durchführbare Operation, wenn exakt gearbeitet wird. Eine übersichtliche Darstellung des Rektums bis auf eine Höhe von 10–15 cm ab ano ist gewährleistet.

An dieser Stelle sollen nicht die einzelnen technischen Details der Operation beschrieben werden, die ausführlich in der Originalarbeit von Mason [5] und, – immer vom selben Autor – in chirurgischen Operationslehren dargestellt sind. Wir verweisen auch auf die ausgezeichnete Monographie von Huber et al. [6], sowie auf Schildberg u. Wenk [12], die über das Vorgehen berichten. Wir möchten hier lediglich einige Aspekte hervorheben, die unserer Erfahrung nach wichtig sind:

1. Die Lagerung des Patienten am Operationstisch ist von maßgebender Bedeutung. Die Oberschenkel müssen gespreizt und die Nates auseinandergezogen werden, wodurch der Anus prominent wird. Das Becken wird hochgelagert, der Bauch hängt durch, die Beckenhöhle wird dadurch frei.
2. Die Durchtrennung des M. glutaeus maximus erfolgt bis zum Lig. sacrospinale.
3. Nach der Spaltung des M. levator ani wird das Rektum dorsal aus der Kreuzbeinhöhle mobilisiert, indem man zwischen Fascia parietalis und visceralis vorgeht.
4. Die beste Übersicht wird durch die komplette Inzision der Rektumwand vom Anus bis in die gewünschte Höhe erreicht.
5. Die Aa. haemorrhoidalis media und inferior können ziemlich voluminös sein und bedürfen dann einer gezielten Ligatur.
6. Die plastische Rekonstruktion der Rektumwand bereitet keine Schwierigkeiten, wenn der Mastdarm ausreichend mobilisiert ist. Es ist immer möglich, auch ausgedehnte Wanddefekte zu verschließen. Die Naht erfolgt einreihig, introvertierend, die ganze Rektumwand umfassend, mit Einzelknöpfen aus resorbierbarem Material der Stärke $3 \times 0 - 4 \times 0$.
7. Auch die Rekonstruktion der einzelnen Anteile des Muskelapparates ist nicht schwierig. Sie muß exakt erfolgen. Der innere Sphinkter neigt dazu, sich unter den äußeren zurückzuziehen, zusammen mit dem Epithel des Analkanals, welches dadurch aufgefältelt wird.
8. Die Fossa ischiorectalis und der pelvirektale Raum sind mit Saugdrainagen zu versorgen.
9. Es ist nicht notwendig, ein Stoma vorzuschalten.

Von 62 Operationen nach Mason, die wir im Laufe von 8 Jahren unter verschiedenen Indikationen durchgeführt haben, entfallen 26 auf Patienten mit einem Rektumkarzinom. Es handelte sich um 11 Frauen und 15 Männer mit einem Durchschnittsalter von 70 Jahren (48 – 87 Jahre). Die Tumoren lagen 4 – 13 cm ab ano (durchschnittlich 7,7 cm) und hatten einen Durchmesser von 8 – 32 cm (durchschnittlich 18 mm). Der Zugang nach Mason wurde für Läsionen des mittleren und unteren Rektumdrittels gewählt, die transanal nur schwer oder überhaupt nicht erreichbar waren.

Über eine operationsbedingte Letalität gibt es in der Literatur kaum Angaben [16]. An postoperativen Komplikationen haben wir, wenn wir nur die Patienten mit einem Rektumkarzinom in Betracht ziehen, Fistelbildungen (4 Patienten) sowie Kontinenzprobleme und Nachblutungen (jeweils 2 Patienten) zu verzeichnen, was eine Gesamtmorbidität von 30,7% ergibt.

In den verschiedenen Veröffentlichungen über die Mason-Operation besteht keine Einstimmigkeit über die Indikation zur Anlage einer protektiven Kolostomie. Nur Mason selbst [5] empfiehlt in seiner Originalarbeit von 1974 die Anlage eines Stomas in ausgewählten Fällen, während alle Autoren, die in der Folge seine Methode angewandt haben, prinzipiell von dieser Maßnahme abgesehen haben [6, 11, 12]. Wir selbst erachten es nicht als notwendig, von vornherein eine Kolostomie anzulegen. Sie kann sich evtl. im Falle einer perianalen Fistelbildung als notwendig erweisen. In zahlreichen Publikationen lastet man der Mason-Operation eine hohe Inzidenz postoperativer Perianalfisteln an (Tabelle 1). Oft handelt es sich dabei um Sammelstatistiken, die eine jahrzehntelange chirurgische Tätigkeit betreffen und sich daher nicht gut für Vergleiche heranziehen lassen. Aber auch Chirurgen mit spezifischer persönlicher Erfahrung berichten über Komplikationen dieser Art [15, 16, 20]. Mason selbst hat bei 79 Patienten nur eine einzige derartige Komplikation beschrieben, während andere in fast der Hälfte der Fälle Fistelbildungen zu verzeichnen hatten [14, 22]. In unserem globalen Patientengut sind 4 postoperative Fistelbildungen zu beobachten (15,3%), deren Abheilung in 2 Fällen die Anlage einer Kolostomie erforderte. Alle Fisteln waren nach knapp 1 Monat verschlossen. Andere Wundheilungsstörungen haben wir nicht gesehen. Lokale Wundinfektionen werden auch in der Literatur viel seltener beschrieben als Fistelbildungen (Tabelle 1).

Die Durchtrennung der Sphinkteren läßt Kontinenzprobleme erwarten. Diese treten aber keineswegs bei allen Patienten auf und verschwinden wenige Tage nach der Operation [5]. 2 von unseren Patienten hatten eine partielle Inkontinenz für 2 bzw. 3 Monate (8%), die sich spontan zurückbildete.

Tabelle 1. Komplikationen nach der Mason-Operation

Autor	n	Fisteln (%)	Wund-infekte (%)	Inkon-tinenz (%)	Blutun-gen (%)	Steno-sen (%)	Perineale Hernien (%)	Leta-lität (%)
Mason 1974 [5]	79	1,3	1,3	0	0	0	0	0
Häring et al. 1978 [13]	7	0	42,8	0	0	0	0	0
Reifferscheid 1977 [14]	15	42,8	0	20	0	0	0	0
Ruedi et al. 1983 [15]	37	8,1	0	8,1	0	0	0	0
Richard et al. 1980 [17]	40	22,5	0	0	0	0	0	0
Allgöwer et al. 1982 [20]	33	3	24,2	0	0	0	0	0
Tondelli et al. 1983 [16]	53	11,3	0	1,8	0	0	0	1,8
Thompson u. Tucker 1987 [18]	26	26,9	7,7	0	0	0	0	0
McCready et al. 1989 [21]	24	15,5	12,5	0	0	0	0	0
Huber u. Flue 1991 [22]	41	?	13	?	0	?	0	0
Eigenes Patientengut	25	16	0	8	8	0	0	0

Nachblutungen werden in der Literatur außerordentlich selten beschrieben [19]. Wir haben diese Komplikation bei 2 Patienten gesehen (7,6%). Bei einem dieser Patienten war eine chirurgische Revision mit Eröffnung der Wunde bis auf die Rektumwand notwendig. Das Auftreten korrekturbedürftiger postoperativer Stenosen sowie die Ausbildung perinealer Hernien nach der Mason-Operation sind seltene Ereignisse [19, 22, 24]. Wir haben derartige Komplikationen bisher nicht gesehen.

Die histologische Untersuchung der Präparate nach dem TNM-System [25] ergab für 13 Patienten ein pT1 G1-, für 2 ein pT1 G2-, für einen ein pT1 G3-(muzinös), für 5 ein pT2 G1-, für 4 ein pT2 G2- und für einen Patienten ein pT2 G3-Karzinom (muzinös). Wie aus Tabelle 2 hervorgeht, hatten nach einem durchschnittlichen Follow-up von 34 Monaten 2 Patienten ein Rezidiv (jeweils pT2 G2), was einer globalen Rezidivquote von 7,6% entspricht; berücksichtigt man nur die Low-risk-Fälle (Definition s. Beitrag Hermanek, S. 8), beträgt die Rezidivquote 5,2%. Einer dieser beiden Patienten ist erfolgreich radikal nachoperiert worden. 2 Patienten sind unmittelbar im Anschluß an die Mason-Operation einer abdominoperinealen Rektumamputation unterzogen worden (pT2 G2, pT2 G3), nachdem die endgültige histologische Aufarbeitung des Präparates einen Befund ergeben hatte, der eine lokale Therapie nicht rechtfertigte. Es ist absolut wichtig, die Patienten darüber aufzuklären, daß eine radikale Nachoperation notwendig ist, falls sich histologisch ein Tumorstadium ergibt, für das die lokale Therapie als ungenügend zu erachten ist. Bei der Feststellung der Invasionstiefe hat sich die endoluminale Sonographie sehr be-

Tabelle 2. Ergebnisse der Operation nach Mason (eigene Kasuistik 1984–1992)

Operierte Patienten	26	(15 Männer, 11 Frauen)
Mittleres Alter	68 Jahre	(von 48–87 Jahren)
Follow-up	34 Monate	(von 3–90 Monaten)

13 Patienten (pT1G1)
  11 Lebende ohne Rezidiv (3, 6, 12, 17, 40, 45, 56, 63, 66, 71, 79 Monate)
  2 Verstorbene ohne Rezidiv (8 und 26 Monate)
2 Patienten (pT1G2)
  2 Lebende ohne Rezidiv (10 und 34 Monate)
1 Patient (pT1G3)
  1 Lebender ohne Rezidiv (66 Monate)
4 Patienten (pT2G1)
  3 Lebende ohne Rezidiv (3, 12, 29 Monate)
  1 Lebender mit Rezidiv (36 Monate)
5 Patienten (pT2G2)
  2 Lebende ohne Rezidiv (7 und 16 Monate)
  1 Verstorbener ohne Rezidiv (28 Monate)
  1 abdominoperineale Resektion ohne Rezidiv (90 Monate)
  1 abdominoperineale Resektion mit Rezidiv (45 Monate)
1 Patient (pT2G3)
  1 abdominoperineale Resektion ohne Rezidiv (16 Monate)

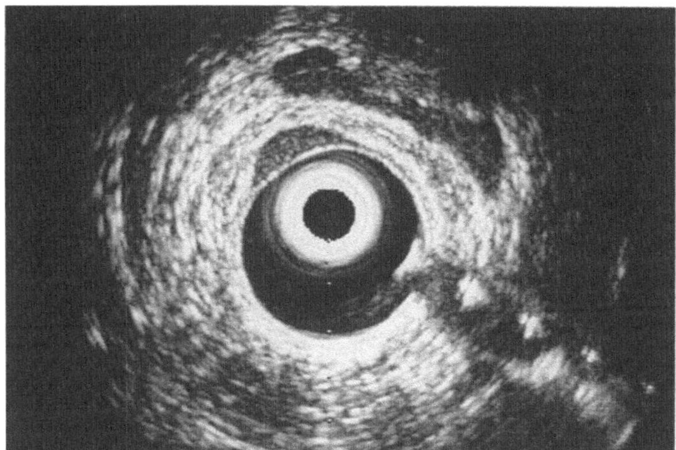

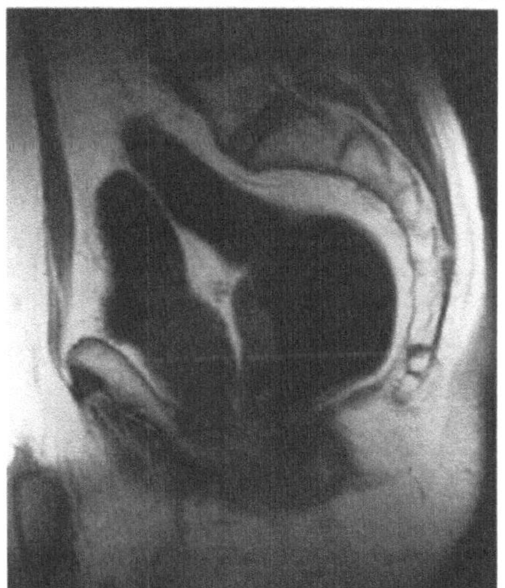

Abb. 1a–c. B. A., männl., 64 Jahre, KG 9989/91. **a** Karzinom der vorderen Rektumwand (uT1). Der Tumor reicht in die Submukosa, die Muscularis propria ist nicht mit einbezogen (Combison 320-5, Kretz, Rectum Wall Transducer IR 1510 AK, 7 MHz). **b** Magnetresonanzbild des Karzinoms. Der Tumor ist auf die Darmwand beschränkt. Kein Hinweis für Lymphknotenmetastasen (Philips Gyroscan T5, T1-gewichtete Aufnahme, sagittal). **c** Endoskopisches Aussehen des Tumors, welcher klinisch dem Stadium CS I nach Mason entspricht.

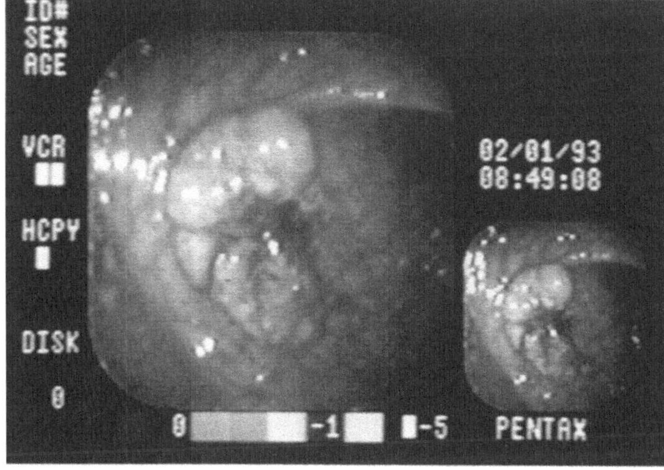

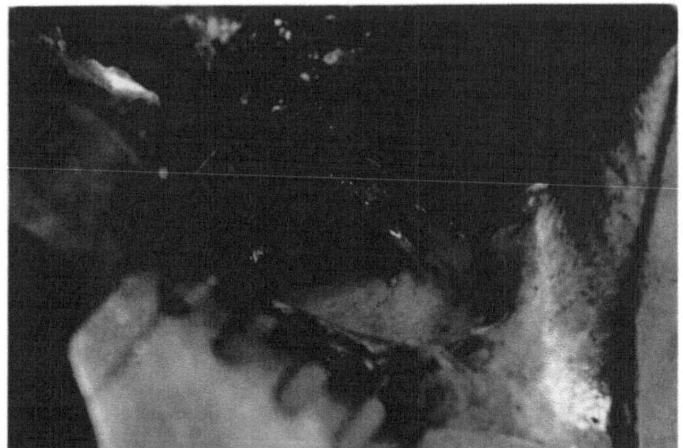

d

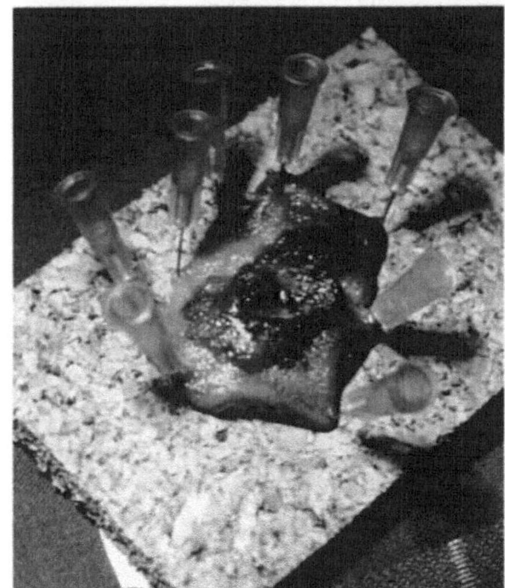

e

Abb. 1d–f. d Transsphinkterer parasakraler Zugang nach Mason. Operationssitus. **e** Makroskopisches Bild des exzidierten Karzinoms. Das Präparat ist auf einer Korkplatte aufgespannt. Der polypoid wachsende Tumor ist zentral exulzeriert. **f** Histologisches Bild des Karzinoms. Der Tumor ist auf die Schleimhaut und Submukosa beschränkt, die Muscularis propria ist nicht befallen, G1-G2 (HE-Färbung, natürliche Größe)

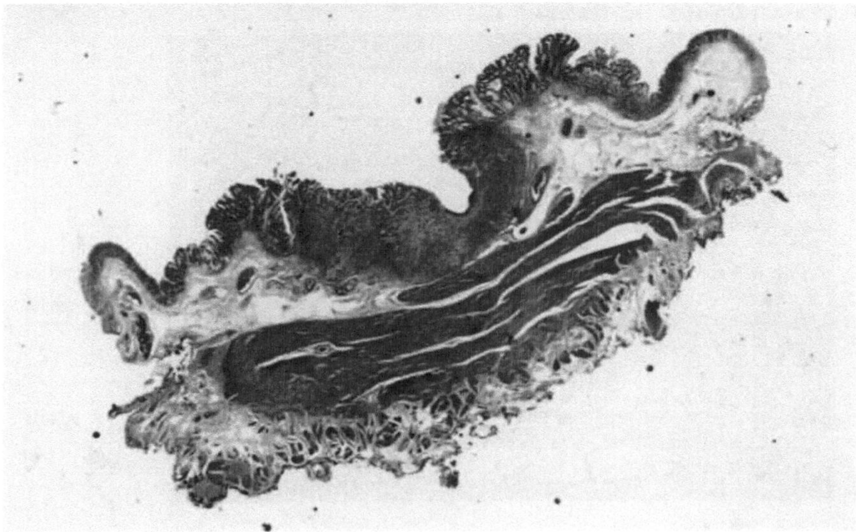

f

währt. Zur Beurteilung des Vorhandenseins von Lymphknotenmetastasen prüfen wir gerade die Magnetresonanz; die Ergebnisse sind bisher nicht überzeugend. Bei 30% unserer Patienten zeigte die endgültige histologische Aufarbeitung des lokal exzidierten Karzinoms eine schlechtere Differenzierung, als es aufgrund der endoskopisch entnommenen Biopsie vermutet werden konnte. Ein Idealfall eines Patienten mit einem Rektumkarzinom, das sich für eine lokale Entfernung eignet, ist in Abb. 1 dokumentiert.

Unsere Erfahrung deckt sich mit der anderer Autoren: Es gibt Patienten mit einem Rektumkarzinom, die durch lokale Chirurgie onkologisch adäquat behandelt werden können. Nach Literaturangaben erfüllen 5–15% der Patienten, die zur Operation eines Rektumkarzinoms kommen, die Kriterien für ein lokales Vorgehen [3, 23, 26–29]. Der Anteil der lokal-chirurgisch behandelten Patienten mit einem Rektumkarzinom beträgt bei uns 13%. Man hat den Eindruck, daß die Anzahl der Rektumtumoren, die lokal operiert werden, geringer ist, als man erwarten könnte: Vielleicht ist es die Last der beruflichen Verantwortung, die die Chirurgen hemmt, diese Art von Therapie vorzuschlagen und auszuführen.

Zusammenfassend kann gesagt werden, daß die Mason-Operation in der lokalen Therapie des Rektumkarzinoms ihren berechtigten Platz hat, v. a. bei Karzinomen des mittleren Rektumdrittels, bei sachlicher und vernünftiger Abwägung der operativen und onkologischen Risiken. Es handelt sich um eine Operation, die es u. a. ermöglicht, das Mesorektum nach Lymphknoten zu explorieren und, zusammen mit der „full-disc-excision", den unmittelbar anliegenden Anteil des Mesorektums zu entfernen. Ein Nachteil der Methode ist, daß nur eine abdominoperineale Rektumamputation möglich ist, wenn eine „radikale" Operation notwendig wird, da eine vordere tiefe Resektion technisch kaum durchführbar geworden ist. Es ist sicherlich eine Operation, die heute ihre onkologische Berechtigung hat und die leicht ausführbar ist, wenn exakt gearbeitet wird [30–33]. Die Ergebnisse sind gut, wenn die Indikation stimmt. Die Operation hat den großen Vorteil, daß sie nicht verstümmelnd ist.

Literatur

1. Nicholls RJ (1988) Local excision for adenocarcinoma of the rectum. In: Mann ChV (ed) Contributions from St. Mark's Hospital, chapt VII. Nymphenburg, München, pp 202–209
2. Gall FP (1991) Cancer of the rectum – local excision. Int J Colorect Dis 6:84–85
3. Bailey HR, Huval W v, Ernest M, Smith KW, Butts DR, Zamora LF (1992) Local excision of carcinoma of the rectum for cure. Surgery 111:555–561
4. Bueß G, Mentges B, Manncke K, Starlinger R, Becker HD (1991) Minimal invasive surgery in the local treatment of rectal cancer. Int J Colorect Dis 6:77–81
5. Mason AY (1974) Transsphincteric surgery of the rectum. Prog Surg 13:66–97
6. Huber A, Hochstetter AHC v, Allgöwer M (1983) Transsphinktere Rektumchirurgie. Springer, Berlin Heidelberg New York
7. Kraske P (1885) Zur Exstirpation hochsitzender Mastdarmkrebse. Verh Dtsch Ges Chir 14:2464

8. O'Brien PH (1976) Kraske's posterior approach to the rectum. Surg Gynecol Obstet 142:412−414
9. Nathan N (1991) Excision of rectal cancer: the first reported case. Can J Surg 74:108
10. Cripps WH (1880) Cancer of the rectum. Churchill, London
11. Mason AY (1970) The place of local resection in the treatment of rectal carcinoma. Proc R Soc Med 63:1259
12. Schildberg FW, Wenk H (1986) Der posteriore Zugang zum Rektum. Chirurg 57:779−791
13. Häring R, Karavias Th, Konradt J (1978) Die posteriore Proktorektotomie. Chirurg 49:265−271
14. Reifferscheid M (1977) Chirurgie des Rektumkarzinoms. In: Schellerer W, Schildberg FW (Hrsg) Aktuelle Probleme des Kolon-Rektumkarzinoms. Chirurgie aktuell, Bd 2. Perimed, Erlangen
15. Ruedi Th, Dürig M, Huber A, Allgöwer M (1983) Exzision von Rektumtumoren: transsphinkterer Zugang. Helv Chir Acta 50:629−635
16. Tondelli P, Dürig M, Huber A, Allgöwer M (1983) Exzision von Rektumtumoren: transsphinkterer Zugang. Helv Chir Acta 50:629−635
17. Richard CA, Clot PH, Cohen Solal JC (1980) L'abord posterieur du rectum: A propos de 40 cas. Ann Chir 34:281−283
18. Thompson BW, Tucker WE (1987) Transsphincteric approach to lesions of the rectum. South Med J 80:41−43
19. Adloff M, Ollier JC, Arnaud JP (1983) L'abord posterieur du rectum: technique, indications, complications. Apropos 41 observations. J Chir 120:205−210
20. Allgöwer M, Dürig M, Hochstetter AV (1982) The parasacral sphincter-splitting approach to the rectum. World J Surg 6:539−548
21. McCready DR, Ota DM, Rich TA, Thievoldt D, Jessup MM (1989) Prospective phase I trial of conservative management of lower rectal lesions. Arch Surg 124:67−70
22. Huber AK, Flue M (1991) Parasacral surgery for curative treatment of rectal cancer. Int J Colorect Dis 6:86−88
23. Killingback MJ (1985) Indication for local excision of rectal cancer. Br J Surg 72 (Suppl): S54−S76
24. Huber AK, Koella CH (1992) The Swiss experience with the parasacral-transsphincteric approach to rectal cancer. Surg Oncol Clin North Am 1:87−97
25. Hermanek P, Sobin LH (1987) TNM Classification of malignant tumors, 4th edn. Springer, Berlin Heidelberg New York Tokyo
26. Fazio VW (1991) Curative local therapy of rectal cancer. Int J Colorect Dis 6:66−73
27. Hermanek P, Gall FP (1986) Early microinvasive colorectal carcinoma. Int J Colorect Dis 1:79−84
28. Morson BC, Dawson DW, Jass JR, Price AB, Williams GT (1990) Malignant epithelial tumors. In: Morson BC, Dawson IMP, Day DW, Jass JR, Price AB, Williams GT (eds) Morson & Dawson's Gastrointestinal Pathology, 3rd edn. Blackwell, Oxford London Edinburgh Boston Melbourne, pp 597−629
29. Morson BC (1966) Factors influencing the prognosis of early cancer of the rectum. Proc Roy Med 59:607−611
30. Marzoli GP, Catalano PL, Cemin S, Fait P, Zancanaro E (1987) L'accesso di Y. Mason. In: Delaini GG (ed) Attualità chirurgiche nelle malattie del colon-retto. Atti del Convegno. Cortella, Verona, pp 107−110
31. Martin F, La Guardia G, Thaler W (1991) Il carcinoma del retto: escissione locale. Atti del 93. Congresso della Società Italiana di Chirurgia, Firenze 1:73
32. Thaler W, Catalano PL, Martin F (1991) Der transsphinktere Zugang nach Mason bei der Behandlung von Frühkarzinomen des mittleren und unteren Rektumdrittels. Acta Chir Austr 23 [Suppl 94]:74
33. Thaler W, Martin F, La Guardia G, Valorzi J, Catalano PL (1990) On our experience with Mason's transsphincteric operation for cancer of the middle third of the rectum. In: Kronberger L (ed) Abstract Book: International Society of University Colon and Rectal Surgeons, XIIIth Biennal Congress, Graz, Austria. Hollinek, Blackwell MZV, Wien, p 99

Zugang nach Kraske

L. Riedler

Geschichte, Prinzipien der Methode

Es sind jetzt genau 107 Jahre her, seit Kraske [3] die Rectotomia posterior superior vorgestellt hat, die nach ihm benannt wurde. Bis zu diesem Zeitpunkt konnten die Chirurgen den Mastdarmtumor entweder nur peranal entfernen, wenn die Geschwulst entsprechend tief unten wuchs, oder durch Laparotomie, wenn der Tumor hoch genug lag. Alle Patienten mit einem Tumor im mittleren Rektumdrittel, der peranal oder vom Abdomen her entfernt wurde, verstarben. Die Low-anterior-Resektion nach Dixon [1] war ja noch nicht bekannt, auch nicht die abdominoperineale Rektumexstirpation nach Miles [5] oder das Durchzugsverfahren nach Hochenegg [2]. Kraske hatte nun die Idee, diese nicht operablen Tumoren im mittleren Rektumdrittel von hinten − also von der Kreuz-Steißbein-Seite aus − operabel zu machen, da ihm dieser Zugang als der einzig richtige Weg erschien. Er entfernte unter Schonung des 3. Sakralnervs den linken unteren Teil des Kreuzbeinflügels, um so besser an den in der Kleinbeckenhöhle linksseitig liegenden Mastdarm heranzukommen. Der Patient wurde in Rechtsseitenlagerung bei angezogener linker Hüfte gebracht. Der Schnitt erfolgte von der Mitte des Kreuzbeins bis knapp zum After hin. Kraske war überrascht, wie günstig dieser Zugang von hinten war und wie gut man das Rektum aus der Kreuzbeinhöhle mobilisieren konnte. Er versuchte dabei, das Peritoneum nicht zu eröffnen. Die Anastomose nähte er am oberen Analrand. Erstaunlicherweise trat keine anorektale Kontinenzstörung auf.

Die Kraske-Methode ist prinzipiell bis heute gleich geblieben. Kraske resezierte das Steißbein und die linke Hälfte des 3. bis 5. Sakralwirbels; heute reseziert man den 4. und 5. Sakralwirbel vollkommen. Die Methode eignet sich besonders für Tumoren im mittleren Rektumdrittel, aber auch für solche des unteren Drittels. Bei Tumoren im klinischen Stadium (CS) I und II nach Mason [4] ist eine kurative Therapie möglich. Der Eingriff ist auch in palliativer Absicht vertretbar, wie bei hohem Alter, Vorliegen von Metastasen oder wenn ein Stoma verweigert wird.

Eigene Erfahrungen

An der I. Universitätsklinik für Chirurgie Innsbruck (Prof. Dr. F. Gschnitzer) und im Krankenhaus Dornbirn/Vorarlberg wurden von 1980–1991, also in 12 Jahren, 18 Patienten nach Kraske operiert (Tabelle 1).

Bei 14 Patienten wurde der Eingriff in kurativer Absicht, bei 4 palliativ durchgeführt. 4 Patienten hatten ein tubulovillöses Adenom, die übrigen hatten Karzinome (Tabelle 2). Bei 3 Patienten war das klinische Staging falsch und es mußte anschließend eine große radikale Operation durchgeführt werden (eine endoluminale Sonographie zur Feststellung, ob eine lokale Operation möglich ist, stand noch nicht zur Verfügung).

Bei fast 1/3 der nach Kraske operierten Patienten traten postoperative Komplikationen auf (Tabelle 3). 2 von diesen Patienten erhielten wegen Anastomosendehiszenz sekundär ein temporäres Stoma. Bei Frauen muß man mit der Indikationsstellung für eine Rectotomia posterior superior besonders vor-

Tabelle 1. Patienten, die mit der Methode nach Kraske operiert wurden

n = 14	9 Frauen (43 – 82 Jahre)
	5 Männer (62 – 92 Jahre)
Kurativ:	10 Patienten (7 + 3, 41 – 75 Jahre)
Palliativ:	4 Patienten (2 + 2, 85 – 92 Jahre)

Tabelle 2. Analyse der 10 in kurativer Absicht primär nach Kraske resezierten Karzinome

n	Histologie	Pathologisches Staging (UICC)	Klinisches Staging (Mason)
3	Gut differenziertes Adenokarzinom	pTis, pN0, M0, R0	Richtig
2	Mittelgradig differenziertes Adenokarzinom	pT1, pN0, M0, R0	Richtig
2	Mittelgradig differenziertes Adenokarzinom	pT2, pN0, M0, R0	Richtig
2	Mittelgradig differenziertes + anaplastisches Adenokarzinom	pT3, pN1, M0, R1	Falsch (1mal Durchzug, 1mal APR)
1	Mittelgradig differenziertes Adenokarzinom	pT3, pN2, M0, R1	Falsch (Localio-APR-Radiatio)

Tabelle 3. Postoperative Komplikationen (4/14 Patienten davon betroffen)

1 × Peritonitis
4 × Anastomosendehiszenz
1 × sakrale Wundinfektion
1 × Impotenz

Tabelle 4. Follow-up

		Patienten	Zeitpunkt	
Palliativ	4	1	Postoperativ	Verstorben (Peritonitis)
		1	4 Monate postoperativ	Verstorben (Kachexie)
		2	14/24 Monate postoperativ	Verstorben (Kachexie/Urämie)
Kurativ	10	2	9,5/12 Jahre	Rezidivfrei
		2	6/8 Jahre	Rezidivfrei
		1	2,5 Jahre	Rezidivfrei, nicht tumorbedingt verstorben
		1	1,5 Jahre	Rezidivfrei (Patient von Tabelle 2 mit APR nach Kraske)
		1	2,9 Jahre	Lokal rezidivfrei; Metastasen in der Leber (Patient von Tabelle 2 mit Durchzug)
		1	1,9 Jahre	Lokalrezidiv, Metastasen in Leber und Lunge (Patient von Tabelle 2 mit Localio-APR)
		2		14/24 Monate in Kontrolle, dann nicht mehr erreichbar

sichtig sein; die Tumoren dürfen auf keinen Fall zu hoch liegen, da sonst unweigerlich bei der Operation der Douglas-Raum eröffnet wird und somit die große Gefahr einer Peritonitisentwicklung besteht, die tödlich ausgehen kann wie bei einer der Patientinnen.

Die 4 palliativ operierten Patienten sind nach einem Zeitraum von 4–24 Monaten am Tumorleiden verstorben. Von den 10 kurativ operierten Patienten sind 2 bereits 1–2 Jahre postoperativ dem Follow-up entgangen. Eine Patientin ist nicht tumorbedingt verstorben; alle anderen sind noch am Leben, wobei die längste Nachbeobachtungszeit 12 Jahre beträgt. Bei zwei Patienten sind Fernmetastasen aufgetreten, einer davon hat auch ein Lokalrezidiv (Tabelle 4).

Diskussion

Die Operationsmethode nach Kraske war in den letzten Jahrzehnten nicht mehr im Operationsrepertoire der Rektumchirurgie vertreten. Trotz zahlreicher neuer Verfahren zur Tumorentfernung im unteren und mittleren Rektumdrittel wird eine Renaissance der Kraske-Operation für ausgewählte Fälle wieder beobachtet [8].

Die Komplikationsrate ist – zumindest in meinen Händen – beträchtlich, so daß die Indikation zum Kraske-Eingriff gut zu überdenken ist. Generell bevorzuge ich den transanalen Zugang und erweitere dabei den Operationswinkel durch subtotale Spaltung des Sphinkterapparates [6, 7]. Palliativ wurde mit dem Laser bzw. mit der Kältechirurgiesonde operiert. In kurativer Absicht dürfen diese Methoden nicht verwendet werden, sondern es muß ein Verfahren gewählt werden, mit dem der Tumor zur Gänze mit seinem umgebenden, gesunden Gewebe für das pathologische Staging entfernt werden kann. Dafür gibt es nur 3 lokale Verfahren: den peranalen Zugang sowie die Methoden nach Mason und nach Kraske.

Für den peranalen Zugang sind viele Tumoren zu groß oder sie liegen manchmal zu hoch, deshalb bleibt nur die Operation nach Kraske oder Mason, aber letztlich wird man jener Methode den Vorzug geben, die man besser beherrscht.

Literatur

1. Dixon CF (1948) Anterior resection for malignant lesions of the upper part of the rectum and lower part of the sigmoid. Trans Am Surg Assoc 66:175
2. Hochenegg J (1989) Beiträge zur Chirurgie des Rectums und der Beckenorgane. Wien Klin Wochenschr 2:785
3. Kraske P (1985) Zur Exstirpation hochsitzender Mastdarmkrebse. Verh Dtsch Ges Chir 14:464
4. Mason AY (1970) Surgical access to the rectum − a transsphincteric approach. Proc R Soc Med 63:91
5. Miles WE (1908) A method of performing abdominoperineal excision for carcinomas of the rectum and of the terminal portion of the pelvic colon. Lancet II:1812
6. Riedler L (1979) Die laterale subtotale Tomie des analen Sphinkterapparates. Eine Methode zur Erweiterung des transanalen operativen Zuganges. Chirurg 50:728
7. Riedler L (1980) Zur transanalen lokalen Tumorektomie. Onkologie 3:36
8. Schildberg FW, Wenk H (1986) Der posteriore Zugang zum Rektum. Chirurg 57:779

IV. Ergebnisse

Ergebnisse der lokalen Therapie in Erlangen

F. Köckerling, P. Hermanek und F. P. Gall

Die lokale Therapie des Rektumkarzinoms in kurativer Intention durch endoskopische Polypektomie und lokale Exzision erfordert die strikte Einhaltung entsprechender Selektionskriterien. Dabei sind die eingeschränkten Verfahren der radikalen Resektion entweder als sphinktererhaltende tiefe anteriore Rektumresektion oder als abdominoperineale Rektumexstirpation jeweils mit systematischer Lymphknotendissektion durch das geringere Operationsrisiko und bei sphinkternahem Sitz durch die Erhaltung des Schließmuskels überlegen. Dieser Vorteil der lokalen Therapie darf jedoch nicht um den Preis einer höheren Lokalrezidivrate erkauft werden. Allgemeine Voraussetzungen für den Einsatz lokaler Therapieverfahren beim Rektumkarzinom stellen die Schätzung des Risikos bereits bestehender regionärer lymphogener Metastasierungen durch die sorgfältige pathohistologische Aufarbeitung des Präparates (s. Beitrag Hermanek, S. 7 ff.) sowie die engmaschige Tumornachsorge dar. Aufgrund vorliegender Langzeitergebnisse [4, 5] hat die lokale Therapie des pT1-Karzinoms unter Einhaltung pathologischer und klinischer Selektionskriterien in das Therapiekonzept der Behandlung des Rektumkarzinoms in unserer Klinik Eingang gefunden. Die präoperativ zu erhebenden klinischen Selektionskriterien waren im Berichtszeitraum ein Tumordurchmesser von nicht mehr als 3 cm, im Biopsiebefund ein guter oder mäßiger Differenzierungsgrad (G1, G2), ein klinisches Stadium I und II nach Mason (frei beweglich oder beweglich) oder in der endoluminalen Sonographie uT1 (endoluminal-sonographische Invasion nur der Submukosa).

Die postoperative pathohistologische Aufarbeitung des Präparates muß eine Entfernung im Gesunden ergeben und das Vorliegen einer sog. Low-risk-Histologie [6], d. h. Malignitätsgrad 1 oder 2 und Lymphgefäßeinbrüche nicht nachweisbar, zeigen. Auf der Basis der vorliegenden Langzeitergebnisse scheinen auch gewisse Tumoren mit Infiltration der Muscularis propria (pT2 und Low-risk-Histologie) einer lokalen Therapie bei relativer Indikation zugänglich. Hier muß eine individuelle Entscheidung getroffen werden, wobei das onkologische Risiko dem Operationsrisiko der radikalen Resektion unter Berücksichtigung von Alter und Begleiterkrankungen gegenübergestellt werden muß [8] (s. Beitrag Mayr u. Zanon, S. 67 ff.).

Patientengut

Von Januar 1979 bis Dezember 1988 wurden an der Chirurgischen Universitätsklinik Erlangen insgesamt 915 Rektumkarzinome des mittleren und unteren Drittels kurativ reseziert. Dabei erfolgte die kurative Resektion in 9 Fällen (1%) als endoskopische Polypektomie und in 67 Fällen (7,3%) als lokale Exzision. Somit wurde in 8,3% aller R0-Resektionen (n = 76) ein lokales chirurgisches Therapieverfahren angewandt. Das derzeit am häufigsten eingesetzte eingeschränkte Therapieverfahren am Rektumkarzinom ist die peranale Vollwandexzision (n = 30) (Tabelle 1). Dieses Therapieverfahren wird hauptsächlich eingesetzt, wenn der Oberrand des Tumors mit dem Finger erreicht werden kann. Für höher gelegene Befunde wurde in den vergangenen Jahren die Rectotomia posterior nach Kraske oder Mason eingesetzt (n = 21). Diese Eingriffe sind jedoch in den letzten Jahren durch limitierte Verfahren (tubuläre Resektion, Segmentresektion) ersetzt worden (Tabelle 2), und werden wohl in Zukunft ganz durch die Technik der peranalen Mikrochirurgie nach Bueß et al. [1] als Alternative zur tiefen anterioren Rektumresektion verdrängt werden.

Die peranale submuköse Exzision wurde durch die peranale Vollwandexzision ersetzt. Seit 1981 wurden lediglich noch 4 submuköse Exzisionen gegenüber 30 Vollwandexzisionen vorgenommen.

Tabelle 1. Rektumkarzinom des mittleren und unteren Drittels (1979 – 1988): Lokale chirurgische Therapieverfahren

	n
Endoskopische Polypektomie	9
Peranale Vollwandexzision	30
Rectotomia posterior	21
Peranale submuköse Exzision	15
Abdominelle submuköse Exzision	1
Gesamt	76
	(8,3% aller R0-Resektionen)

Tabelle 2. Rektumkarzinom des mittleren und unteren Drittels (1979 – 1988): Zeitliche Änderung in den angewandten lokalen chirurgischen Therapieverfahren (n = 76)

	n	Endoskopische Polypektomie	Peranale submuköse Exzision	Peranale Vollwandexzision	Rectotomia posterior	Abdominale submuköse Exzision
1979 – 80	22	2	11	–	8	1
1981 – 82	12	2	1	3	6	–
1983 – 84	15	1	–	10	4	–
1985 – 86	12	1	–	8	3	–
1987 – 88	15	3	3	9	–	–

Postoperative Letalität

Die Indikation zur lokalen Therapie des Rektumkarzinoms des mittleren und unteren Drittels wird ganz wesentlich beeinflußt durch die Unterschiede in der postoperativen Letalität nach lokaler und radikaler Therapie. Sowohl nach der endoskopischen Polypektomie (n = 9) als auch nach der lokalen Exzision (n = 67) ist kein Patient verstorben.

Auch nach limitieren Resektionen, d. h. tubulärer Resektion und Segmentresektion des Rektums (n = 14), kam es zu keinem postoperativen Versterben eines Patienten.

Nach der radikalen Resektion beträgt jedoch die postoperative Letalität 4,8% (40/825). Dabei werden nach den Empfehlungen der Arbeitsgemeinschaft Deutscher Tumorzentren (ADT) [9] als postoperative Letalität der Tod während des Klinikaufenthaltes (auch wenn er erst nach 30 Tagen auftritt) bezeichnet, sowie der Tod außerhalb der Klinik, wenn er nach Verlegung in moribundem Zustand oder zur weiteren Behandlung in einer anderen Klinik erfolgt ist.

Ordnet man die Operationsletalität nach radikaler R0-Resektion den verschiedenen Altersgruppen zu, so zeigt sich ein deutlicher Anstieg der Letalität jenseits des 70. Lebensjahres (Tabelle 3). Liegt die Letalität in den Altersgruppen unter 70 Jahren bei maximal 4,5%, so steigt sie in den Altersgruppen über 70 Jahren von 10,3% bis auf 33,3% bei über 80jährigen an. Für alle mehr als 70 Jahre alte Patienten ergab sich eine Operationsletalität von 12,8% (26/203), was den Angaben von Fielding et al. [3] (141/1147 = 12,3%) entspricht.

Langzeitergebnisse

Das mediane Follow-up unserer 76 Patienten mit kurativer lokaler Therapie eines Rektumkarzinoms des mittleren und unteren Drittels beträgt 97,3 Monate mit einem minimalen Follow-up von 32 Monaten. Am Schlußtag dieser Studie

Tabelle 3. Rektumkarzinom des mittleren und unteren Drittels (1979 – 1988): Postoperative Letalität nach radikaler R0-Resektion in den verschiedenen Altersgruppen

Alter	n	%
Bis 40	0/37	0
41 – 50	1/141	0,7
51 – 60	3/222	1,4
61 – 70	10/222	4,5
71 – 75	11/107	10,3
76 – 80	8/75	10,7
über 80	7/21	33,3

Tabelle 4. Rektumkarzinom des mittleren und unteren Drittels (1979 – 1988): Langzeitergebnisse nach lokaler chirurgischer Therapie – R0 (n = 76)

Fünfjahresüberlebensrate	Beobachtet	82,2 ± 10,0%
	Relativ	100 ± 7,3%
5 Jahre tumorfreies Überleben	Beobachtet	71,3 ± 11,6%
	Relativ	91,6 ± 15,0%
Medianes Follow-up	97,3 Monate	
Minimales Follow-up	32,0 Monate	
Lost cases	1	
Tumorstatus unbekannt	3	

(31.12.1991) konnte bei 3 Patienten der Tumorstatus nicht erhoben werden, 1 Patient ging im Follow-up verloren (Tabelle 4).

Da der Vergleich der beobachteten und alterskorrigierten (relativen) Fünfjahresüberlebensraten eine zu geringe Trennschärfe aufweist, erfolgte die Beurteilung der Langzeitergebnisse nach folgenden Kriterien:

1. Beobachtete und alterskorrigierte (relative) Fünfjahresüberlebensrate (als event wurde dabei der Tod aus jeder Ursache gezählt).
2. Beobachtetes und relatives tumorfreies Überleben nach 5 Jahren (hier wurde nur der Tod mit Tumor als event gezählt).
3. Rate der lokoregionären Rezidive.
4. Versagerrate, wobei das Versagen der Behandlung als Versterben nach primärer Operation (P), Versterben nach kurativer Reoperation wegen lokoregionären Rezidivs (S) und nicht kurativ operable Fernmetastasen oder lokoregionäres Rezidiv (T) definiert ist.

Ein Tumorrezidiv nach lokaler Therapie, das durch eine radikale Operation komplett entfernt werden konnte und nicht zu einem postoperativen Versterben führte, wurde nicht als Therapieversagen interpretiert, da der Patient für die vorangegangene lokale Therapie keinen erheblichen Nachteil, verglichen mit der primären radikalen Operation, erleidet. Die Fünfjahresüberlebensrate und das 5 Jahre lange tumorfreie Überleben wurden nach der Actuarial-Methode unter Einschluß der postoperativen Letalität berechnet. Das Auftreten eines lokoregionären Rezidivs und von Fernmetastasen sowie das Versterben mit und ohne Tumor wurden bei der Berechnung des tumorfreien Überlebens als negative Ereignisse bewertet. Die Fünfjahresüberlebensrate wird mit der doppelten Standardabweichung entsprechend einem 95%-Vertrauensintervall angegeben.

Die Fünfjahresüberlebensrate beträgt für alle Patienten mit kurativer lokaler chirurgischer Therapie eines Rektumkarzinoms des mittleren und unteren Drittels beobachtet 82,2% und alterskorrigiert 100%. Die Rate des 5 Jahre dauernden tumorfreien Überlebens liegt beobachtet bei 71,3% und alterskorrigiert bei 91,6% (Tabelle 4).

In der Gruppe der Patienten mit Indikation zur lokalen Therapie, d.h. pT1-Low-risk-Karzinom, beträgt die beobachtete Fünfjahresüberlebensrate nach Polypektomie 100% und nach lokaler Exzision 83,2%, liegt also etwas

Tabelle 5. Rektumkarzinom des mittleren und unteren Drittels (1979 – 1988): Langzeitergebnisse. Lokale Therapie indiziert – pT1-Low-risk-Karzinom

Therapie	n	Fünfjahresüberlebensrate		5 Jahre tumorfreies Überleben	
		Beobachtet (%)	Relativ (%)	Beobachtet (%)	Relativ (%)
Polypektomie	9	100	100	100	100
Lokale Exzision	37	$83,2 \pm 13,9$	$100 \pm 14,3$	$75,3 \pm 15,6$	$93,3 \pm 12,0$
Radikale Resektion	30	$91,6 \pm 13,3$	$100 \pm 17,0$	$85,0 \pm 16,5$	$100 \ \pm 18,6$

Tabelle 6. Rektumkarzinom des mittleren und unteren Drittels (1979 – 1988): Lokoregionäre Rezidive. Lokale Therapie indiziert – pT1-Low-risk-Karzinom

Therapie	n	Tumorstatus bekannt	Lokoregionäre Rezidive		Versagerrate	Typ des Versagens
			Insgesamt	Kurativ reoperiert		
Polypektomie	9	9	0	–	0	–
Lokale Exzision	37	35	4 (11%)	4	2 (6%)	$1 \times S, 1 \times T$
Radikale Resektion	30	30	1 (3%)	0	2 (7%)	$1 \times P, 1 \times T$

niedriger als nach radikaler Resektion mit einer Fünfjahresüberlebensrate von 91,6% (Tabelle 7). Die alterskorrigierte Fünfjahresüberlebensrate ist jedoch nach Polypektomie, lokaler Exzision und radikaler Exzision jeweils 100%.

Durch das Auftreten von lokoregionären Rezidiven nach lokaler Exzision beträgt das beobachtete 5 Jahre dauernde tumorfreie Überleben 75,3% gegenüber 85,0% nach radikaler Resektion (Tabelle 5). Aus Tabelle 8 (S. 126) geht hervor, daß alle 4 lokoregionären Rezidive nach lokaler Exzision (11%) kurativ reoperiert werden konnten. Nach Polypektomie kam es zu keinem lokoregionären Rezidiv, nach radikaler Resektion in 1 Fall (3%).

Vergleicht man nun die lokalen Therapieverfahren mit den radikalen Resektionen anhand der Versagerrate als Ausdruck aller negativen Ereignisse, so zeigt sich bei einem pT1-Low-risk-Karzinom eine nahezu identische Rate von 6% gegenüber 7% (Tabelle 6).

Dabei geht das Versagen der radikalen Therapie zu Lasten eines postoperativen Todesfalles sowie eines nicht mehr kurativ operablen lokoregionären Rezidivs.

Bei relativer Indikation zur lokalen Therapie, d. h. bei einem pT2-Low-risk-Rektumkarzinom, mit Infiltration der inneren (zirkulären) Schicht der Muscularis propria, zeigen die Fünfjahresüberlebensrate sowie das 5 Jahre dauernde tumorfreie Überleben keinen signifikanten Unterschied zu den Langzeitergebnissen nach radikaler Resektion (Tabelle 7, S. 126). Hier zeigt die Versagerrate von 17% für die lokale Exzision gegenüber 22% für die radikale Resektion ein etwas günstigeres Ergebnis (Tabelle 8, S. 126).

Tabelle 7. Rektumkarzinom des mittleren und unteren Drittels (1979 – 1988): Langzeitergebnisse. Lokale Therapie indiziert – pT2-Low-risk-Karzinom (Muscularis propria innen)

Therapie	n	Fünfjahresüberlebensrate		5 Jahre tumorfreies Überleben	
		Beobachtet (%)	Relativ (%)	Beobachtet (%)	Relativ (%)
Lokale Exzision	37	83,3 ± 18,9	100 ± 28,8	66,2 ± 23,2	83,4 ± 29,3
Radikale Resektion	58	76,0 ± 12,2	87,6 ± 14,1	72,5 ± 12,9	83,5 ± 14,8

Tabelle 8. Rektumkarzinom des mittleren und unteren Drittels (1979 – 1988): Lokoregionäre Rezidive. Lokale Therapie indiziert – pT2-Low-risk-Karzinom (Muscularis propria innen)

Therapie	n	Tumorstatus bekannt	Lokoregionäre Rezidive		Versager-rate	Typ des Versagens
			Insgesamt	Kurativ reoperiert		
Lokale Exzision	18	18	5 (28%)	2	3 (17%)	3 × T
Radikale Resektion	58	58	4 (7%)	0	13 (22%)	3 × P, 1 × S, 9 × T

In den Gruppen mit fehlender Indikation zur lokalen Therapie steigt die Versagerrate auf über 20% an (Tabelle 9 und 10).

Diskussion

Die histopathologischen Daten und die Analyse der Behandlungsresultate stellen die Basis eines Therapiekonzeptes in der Behandlung des Rektumkarzinoms dar. Dabei nehmen die endoskopische Polypektomie und die lokale Exzision des Rektumkarzinoms einen definierten Stellenwert ein [4, 5, 7, 8].
Grundlage dieses Therapiekonzeptes ist die Inzidenz regionaler Lymphknotenmetastasen beim Rektumkarzinom unterschiedlicher Eindringtiefe, Differenzierungsgrade und Einbeziehung von Lymphgefäßen [2, 5]. Aufgrund dieser Daten ist eine lokale Therapie eines Rektumkarzinoms bei Infiltration der Submukosa (pT1) und Low-risk-Histologie sowie Infiltration der Innenschicht (zirkulär) der Muscularis propria (pT2 innen) und Low-risk-Histologie zu rechtfertigen. Nur in diesen Gruppen liegt die Inzidenz von regionalen Lymphknotenmetastasen bei radikalen Resektionen eines Rektumkarzinoms bei unter 10% (s. Beitrag Hermanek, S. 12). Sowohl das Langzeitüberleben als auch die Versagerrate zeigt in diesen Gruppen keinen signifikanten Unterschied zwischen lokaler chirurgischer Therapie und radikaler Resektion.

Tabelle 9. Rektumkarzinom des mittleren und unteren Drittels (1979–1988), Langzeitergebnisse, lokale Therapie nicht indiziert

Tiefeninfiltration	Risiko	Therapie	n	Fünfjahresüberlebensrate		5 Jahre tumorfreies Überleben	
				Beobachtet (%)	Relativ (%)	Beobachtet (%)	Relativ (%)
pT2 (Muscularis propria außen)	Low risk	Lokale Exzision	1	–	–	–	–
		Radikale Resektion	79	80,5 ± 10,3	95,0 ± 12,1	75,3 ± 11,2	88,8 ± 13,2
Subserös oder peri-rektal, gering	Low risk	Lokale Exzision	5	(40,0 ± 43,8)	(69,7 ± 76,4)	(20,0 ± 35,8)	(34,9 ± 62,4)
		Radikale Exzision	97	73,0 ± 11,7	89,7 ± 14,4	67,0 ± 12,5	82,4 ± 15,3
Submukosa, Mus-cularis propria,	High risk	Lokale Exzision	6	(66,7 ± 44,4)	(80,8 ± 53,9)	(50,5 ± 50,0)	(60,6 ± 60,6)
Subserosa oder perirektal, gering		Radikale Resektion	159	64,2 ± 10,0	76,7 ± 12,0	57,3 ± 10,5	68,5 ± 12,3
Subtotal	Jedes	Lokale Exzision	12	58,3 ± 33,7	81,6 ± 47,1	41,7 ± 36,7	58,3 ± 51,4
		Radikale Resektion	335	71,6 ± 6,2	86,3 ± 7,5	65,6 ± 6,6	78,8 ± 8,0

Tabelle 10. Rektumkarzinom des mittleren und unteren Drittels (1979–1988), lokoregionäre Rezidive, lokale Therapie nicht indiziert

Tiefeninfiltration	Risiko	Therapie	n	Tumorstatus bekannt	Lokoregionäre Rezidive		Versagerrate	Typ des Versagens
					Insgesamt	Kurativ reoperiert		
pT2 (Muscularis propria außen)	Low risk	Lokale Exzision	1	1	0	0	0	–
		Radikale Resektion	79	75	2 (3%)	1	9 (12%)	2×P, 7×T
Subserosa oder perirektal, gering	Low risk	Lokale Exzision	5	5	2 (40%)	1	1 (20%)	1×T
		Radikale Resektion	97	90	9 (10%)	0	20 (22%)	6×P, 14×T
Submukosa, Muscularis propria,	High risk	Lokale Exzision	6	5	3 (60%)	3	3 (60%)	3×T
Subserosa oder perirektal, gering		Radikale Resektion	159	150	18 (12%)	3	54 (34%)	9×P, 6×S, 39×T
Subtotal	Jedes	Lokale Exzision	12	11	5 (45%)	4	4 (33%)	4×T
		Radikale Resektion	335	315	29 (9,2%)	4	83 (25%)	17×P, 6×S, 60×T

Aufgrund der ungünstigeren Ergebnisse verglichen mit den pT1-Karzinomen stellten die pT2-Karzinome mit Infiltration der inneren Schicht (zirkulär) der Muscularis propria eine relative Indikation zur lokalen Therapie dar. Bei diesen Tumoren sollte daher nur nach sorgfältiger Berücksichtigung des Operationsrisikos der alternativen radikalen Resektion und nach ausführlicher Diskussion der Situation mit dem Patienten ein lokales Verfahren angewandt werden. Bei allen anderen Patienten besteht aus onkologischer Sicht keine Indikation zu einem lokalen Therapieverfahren und es sollte deshalb nur in Ausnahmefällen bei extrem hohem Operationsrisiko oder Verweigerung einer radikalen Operation in Betracht gezogen werden.

Trotz der verbesserten klinischen Selektionsmöglichkeiten durch den Einsatz der Endosonographie bleibt das Problem der unsicheren Beurteilung des Vorliegens von Lymphknotenmetastasen. Hier kann nur die sorgfältige und standardisierte postoperative histologische Aufarbeitung der gewonnenen Präparate die Entscheidung über die berechtigte Indikation zum eingeschränkten Vorgehen erbringen.

Neben der Forderung nach sorgfältiger histologischer Aufarbeitung der Präparate durch einen erfahrenen Pathologen ist auch eine reguläre Tumornachsorge für den Erfolg der lokalen Therapie notwendig. Nach lokaler Therapie trotz Einhaltung der Selektionskriterien kommt es naturgemäß häufiger zu einem lokoregionären Rezidiv. Dieses kann jedoch in der Regel durch eine radikale Nachoperation kurativ entfernt werden und trug in unserem Krankengut der pT1-Low-risk-Karzinome sowie der pT2-Low-risk-Karzinome (Innenschichtinfiltration) ganz wesentlich zu einem gleichwertigen Ergebnis der lokalen Therapie verglichen mit der radikalen Therapie bei.

Wir empfehlen im 1. Jahr eine Nachuntersuchung alle 3 Monate, im 2. und 3. Jahr alle 6 Monate und danach jährlich [5].

Die von uns dargestellten Ergebnisse traten nach rein chirurgischer Therapie auf. Eine adjuvante Radiochemotherapie erfolgte nicht. Hier gilt es für die Zukunft, durch multizentrische Studien an größeren Patientenkollektiven die hier erarbeiteten Therapiekonzepte zu untermauern und evtl. den Wert einer adjuvanten Radiochemotherapie bei selektionierten Patienten zu überprüfen.

Der Anteil lokaler Therapieverfahren in der vorliegenden Serie an allen kurativ operierten Rektumkarzinomen des unteren und mittleren Drittels betrug 8%. Auch hier gilt es, durch weitere Aufklärung der Patienten und möglichst frühzeitige Diagnostik sowie Screeninguntersuchungen v. a. bei Risikogruppen den Anteil früher Tumorstadien zu erhöhen. Dieses bietet wohl die besten Aussichten zu einer weiteren Verbesserung der Therapieergebnisse bei Einsatz von schonenden und organerhaltenden Operationstechniken.

Literatur

1. Bueß G, Mentges B, Mannecke K, Starlinger M, Becker HD (1991) Minimal invasive surgery in the local treatment of rectal cancer. Int J Colorectal Dis 6:77–81
2. Dworak O (1989) Number and size of lymph nodes and node metastases in rectal carcinoma. Surg Endosc 3:96–99
3. Fielding LP, Phillips RKS, Hittinger R (1989) Factors influencing mortality after curative resection for large bowel cancer in elderly patients. Lancet I:595–597
4. Gall FP, Hermanek P (1988) Cancer of the rectum: local excision. Surg Clin North Am 68:1353–1365
5. Gall FP, Hermanek P (1992) Update of the german experience with local excision for rectal cancer. Surg Oncol Clin North Am 1:99–109
6. Hermanek P (1977) On the diagnosis of colorectal polyps. Beitr Pathol 161:203–205
7. Hermanek P, Gall FP (1986) Early (micro invasive) colorectal carcinoma: Pathology, diagnosis, surgical treatment. Int J Colorectal Dis 1:79–84
8. Hermanek P Jr, Hohenberger W, Gall FP, Hermanek P (1991) Die peranale lokale Exzision des Rektumkarzinoms. Endoskopie Heute 4:262–268
9. Wagner G, Hermanek P (im Druck) Organspezifische Tumordokumentation. Springer, Berlin Heidelberg New York Tokyo

Ergebnisse der lokalen Therapie in der SGKRK-Studie und in München-Neuperlach*

D. Staimmer

Ergebnisse in der SGKRK-Studie

In der Studiengruppe Kolorektales Karzinom (SGKRK) wurden vom 1.8.1984 bis 30.11.1986 an 7 chirurgischen Kliniken 807 Patienten mit Ersterkrankung an invasivem Karzinom des mittleren und unteren Rektumdrittels registriert. Bei 760 von ihnen (94,2%) wurde der Tumor operativ entfernt (Tabelle 1), davon bei 67 Patienten (8,8%) durch lokale Verfahren.

Lokale Eingriffe erfolgten bei 7,5% der R0-Resektionen und bei 16,8% der übrigen (nicht-kurativen) Tumorentfernungen. Im folgenden werden ausschließlich die 49 R0-Patienten mit lokalen Therapieverfahren diskutiert.

Die hierbei angewandten Methoden sind in Tabelle 2 angeführt. Der Anteil der Patienten mit gravierenden Begleiterkrankungen war bei den peranalen Exzisionen 56% (23/41), bei den Rektotomien 33% (2/6).

Tabelle 1. Anteil der lokalen Therapie bei Rektumkarzinomen des mittleren und unteren Rektumdrittels (SGKRK-Studie)

	Alle Patienten	R0	R1,2X
Operative Tumorentfernung	760	651	109
Davon lokale Therapie	67 (8,8%)	49 (7,5%)	18 (16,5%)

Tabelle 2. Operationsverfahren bei 49 Patienten mit lokaler R0-Entfernung eines Rektumkarzinoms des mittleren und unteren Drittels (SGKRK-Studie)

	n
Endoskopische Polypektomie	2
Lokale submuköse Exzision	
peranal	11
Rectotomia posterior	1
Lokale Vollwandexzision	
peranal	30
Rectotomia posterior	5
Gesamt	49

* Mit Unterstützung durch das Bundesministerium für Forschung und Technologie (Förderkennzeichen 0701910-9 und A9).

Das Durchschnittsalter der Patienten mit endoskopischer Polypektomie war 53 Jahre, bei denen mit peranalen Eingriffen 67 Jahre, bei der Rectotomia posterior 62 Jahre.

Komplikationen

Bei einer der beiden endoskopischen Polypektomien mußte eine Nachblutung beobachtet werden, die aber konservativ beherrscht werden konnte. Bei den 41 peranalen lokalen Exzisionen waren 4 chirurgische Komplikationen zu registrieren, bei 2 Patienten konservativ behandelte Nachblutungen und bei weiteren 2 Patienten Insuffizienzen der Rektumwand; bei den letzten beiden Patienten wurde sekundär ein protektives Enterostoma angelegt. Die Rectotomia posterior war mit hoher Komplikationsrate behaftet: Bei 4 der 6 Patienten traten Komplikationen auf, und zwar 2mal Stuhlfisteln, 2mal Sekundärheilungen. 2 der Patienten verstarben mit septischen Komplikationen.

Lokalrezidive

Die globalen Spätergebnisse nach kurativer (R0) lokaler Therapie ergaben bei 48 Patienten mit bekanntem lokalem Tumorstatus (Tabelle 3) 9 Lokalrezidive (19%). Die Lokalrezidivrate war bei submuköser Exzision mit 27% höher als bei Vollwandexzision (17%). Die Abhängigkeit der Lokalrezidivhäufigkeit von Tiefeninvasion und Differenzierungsgrad ist aus Tabelle 4 zu ersehen. Dabei sind die pT2-Tumoren unterteilt in Tumoren mit Invasion der inneren (zirkulären) Schicht der Muscularis propria (im folgenden kurz als pT2a bezeichnet) und in solche mit Invasion auch der äußeren (longitudinalen) Schicht der Muscularis propria (im folgenden pT2b). Des weiteren wurde die Kategorie pT3 in pT3a (Invasion des perirektalen Gewebes maximal 1 mm jenseits der äußeren Grenze der Muscularis propria) und pT3b (weiterreichende perirektale Invasion) unterteilt (s. Beitrag Hermanek, S. 11). Bei pT1 G1,2-Tumoren wurden in 4% (1/24) Lokalrezidive beobachtet, bei pT2a G1,2-Tumoren in 9% (1/11). Faßt man alle ande-

Tabelle 3. Lokalrezidive nach lokaler R0-Entfernung eines Rektumkarzinoms des mittleren und unteren Drittels (SGKRK-Studie). Ein Patient mit unbekanntem lokalem Tumorstatus ist nicht berücksichtigt

Operationsmethode	n	Lokalrezidive	
		Insgesamt	Kurativ reoperabel
Endoskopische Polypektomie	2		
		0	0
Submuköse lokale Exzision	11	3 (27%)	2
Lokale Vollwandexzision	35	6 (17%)	4
Gesamt	48	9 (19%)	6

Tabelle 4. Lokalrezidive in Abhängigkeit von pT und G (SGKRK-Studie). Nicht berücksichtigt 1 Patient mit unbekanntem Lokalstatus, 1 Patient mit unbekanntem Differenzierungsgrad (später Lokalrezidiv) und 1 Patient mit pT3b-Tumor (Invasion des perirektalen Gewebes weiter als 1 mm) (ebenfalls später mit Lokalrezidiv). (Definition der pT-Subkategorien pT2a, b und pT3a, b s. Text)

pT	G	n	Lokalrezidive	
			Insgesamt	Kurativ reoperabel
pT1	1,2	24	1 (4%)	0
	3,4	2	1 (50%)	0
pT2a	1,2	11	1 (9%)	1
	3,4	4	1 (25%)	1
pT2b	3,4	11	1 (9%)	1
pT3a	Jedes	4	2 (50%)	2

Tabelle 5. Lokalrezidive in Abhängigkeit von Invasionstiefe und Unterteilung in Low- und High-risk-Histologie (SGKRK-Studie). (Im Vergleich zu Tabelle 4 sind 2 Patienten mit G1,2 LX nicht berücksichtigt.)

pT	Risiko	n	Lokalrezidive	
			Insgesamt	Kurativ reoperabel
pT1	Low risk[a]	22	1 (5%)	0
pT2a	Low risk[a]	8	1 (13%)	1
pT2b, 3a und/oder	High risk[b]	14	5 (36%)	4

[a] Low risk: G1,2 *und* L0 (keine Lymphgefäßinvasion).
[b] High risk: G3,4 *oder* L1 (Lymphgefäßinvasion).

ren Patienten (d. h. jene mit G3,4-Tumoren und/oder pT3-Karzinomen) zusammen, fanden sich bei dieser Gruppe in 45% (5/11) Lokalrezidive.

Es ist allerdings interessant, daß bei dem einen Patienten mit Lokalrezidiv in der pT1, G1,2-Gruppe eine kurative Nachoperation nicht möglich war, wohl aber bei jenem in der Gruppe der pT2a G1,2-Tumoren und bei 4 der 5 Patienten mit Lokalrezidiv nach weiter fortgeschrittenen Tumoren bzw. G3,4-Tumoren.

Ähnliche Werte in bezug auf Lokalrezidive ergaben sich bei Unterteilung der Patienten nach Invasionstiefe und Low- bzw. High-risk-Histologie (Tabelle 5).

Überlebensdaten

Tabelle 6 (S. 134) zeigt die Überlebensdaten bei lokaler Therapie und bei radikaler Resektion. Die beobachteten Fünfjahresüberlebensraten waren bei den pT1-Low-risk-Patienten und bei denen mit pT2a-Low-risk-Tumoren nahezu gleich: 73,9% versus 75,0%, ebenso die tumorfreien Überlebensraten nach

Tabelle 6. Überlebensdaten bei lokaler Therapie in Abhängigkeit von Invasionstiefe und Low- bzw. High-risk-Histologie (SGKRK-Studie). Für die Berechnung der beobachteten und der relativen Gesamtüberlebensraten wurde Tod jeder Ursache als „event" gezählt, für die bereinigte („adjusted") Überlebensraten nur der Tod mit Tumor. Beim tumorfreien Überleben wurde das Auftreten eines Lokalrezidivs und/oder von Fernmetastasen sowie Tod jeder Art als „event" gewertet. Den jeweiligen Überlebensraten ist die doppelte Standardabweichung entsprechend dem 95%-Vertrauensbereich beigefügt. Im Vergleich zu Tabelle 5 ist für diese Überlebensstatistik auch 1 Patient mit unbekanntem lokalem Tumorstatus miteinbezogen (bezüglich der pT-Subkategorien s. Text)

Patientenuntergruppe	n	Fünfjahresüberlebensraten			Tumorfreies Überleben nach 5 Jahren (beobachtet) (%)
		Beobachtet (%)	Relativ (alterskorrigiert) (%)	Bereinigt (adjusted) (%)	
pT1-Low-risk-Karzinom	23	73,9 ± 18,4	85,1 ± 21,1	90,2 ± 14,1	73,2 ± 18,9
pT2a-High-risk-Karzinom	8	75,0 ± 30,6	96,2 ± 39,3	100 ± 0	75,0 ± 30,6
pT2b- oder 3a- und/oder High-risk-Karzinom (jeder pT-Kategorie)	14	50,3 ± 31,7	73,3 ± 46,2	77,8 ± 32,8	54,5 ± 32,9

5 Jahren (73,2% versus 75,0%). Demgegenüber sind diese Raten bei den übrigen Patienten mit 50,3 bzw. 54,5% niedriger, wenngleich wegen der geringen Fallzahlen dieser Unterschied statistisch nicht zu sichern ist.

Zusammenfassend ist somit bei Low-risk-Tumoren der Kategorien pT1 und pT2a (Invasion nur der inneren Schicht der Muscularis propria) die Indikation zur lokalen Therapie gerechtfertigt. Demgegenüber ist bei High-risk-Tumoren (aller pT-Kategorien) und bei pT3 die lokale Therapie mit einer unvertretbar hohen Lokalrezidivrate und schlechteren Langzeitergebnissen belastet.

Ergebnisse in München-Neuperlach

Die im folgenden dargestellten Ergebnisse beziehen sich im Unterschied zur SGKRK-Studie nur auf Patienten, bei denen die Tumoren peranal oder via Rectotomia posterior mit der vollständigen Rektumwand entfernt wurden (lokale Exzision, disc resection).

Am Krankenhaus München-Neuperlach wurde von 1979–1987 bei 1678 Patienten ein primäres invasives Rektumkarzinom operativ entfernt. Die Tumorentfernung erfolgte bei nur 61 (3,6%) der Erkrankten durch lokale Tumorexzision. Das Durchschnittsalter dieser Patienten betrug 61,5 Jahre (38–82 Jahre). Es handelte sich um 38 Männer und 23 Frauen.

Die Tumorklassifikation ergab 46 pT1-Tumoren, wobei 38 gut (G1), 6 mäßig (G2) und 2 schlecht differenziert (G3) waren. 15 pT2-Tumoren wurden örtlich reseziert, wobei 4 einen guten, 5 einen mäßigen und 6 einen schlechten Differenzierungsgrad zeigten. pT3-Tumoren wurden nicht örtlich exzidiert.

An postoperativen Komplikationen sind 2 Nachblutungen und eine retroperitoneale Phlegmone erwähnenswert. Die Nachblutungen mußten operativ gestillt werden. Die Phlegmone haben wir durch Laparotomie entlastet und einen vorübergehenden Anus praeter angelegt. Es traten keine Todesfälle auf.

Bei einem 48 Jahre alten Patienten zeigte die histologische Untersuchung des zunächst lokal entfernten Tumors zwar ein pT1-Karzinom, aber an diesem eine schlechte Differenzierung (G3) mit Gefäßeinbrüchen. Daher wurde eine abdominoperineale Rektumexstirpation angeschlossen. Hierbei fanden sich keine Tumorreste und auch keine Lymphknotenmetastasen. Der Patient ist seit 1981 rezidivfrei.

Bei 5 der 61 Patienten bestanden bereits Lebermetastasen, die nicht entfernt werden konnten. Daher war bei diesen Patienten die lokal im Gesunden erfolgte lokale Vollwandexzision ein nicht-kurativer Eingriff (R2). Alle diese Patienten sind bald danach verstorben.

Für die Analyse des Krankheitsverlaufs nach lokaler Vollwandexzision in kurativer Intention (R0) verbleiben somit 55 Patienten. Bei ihnen liegt die Operation mindestens 4, maximal 13 Jahre zurück. Von diesen 55 Patienten (Tabelle 6) leben bei Abschluß der Studie rezidiv- und tumorfrei 39 Patienten, bei 5 lebenden Patienten waren Lokalrezidive aufgetreten, die durch radikale Resektion bzw. Bestrahlung behandelt wurden; 2 Patienten sind bisher an ihrem Tumor verstorben, ein Patient an einem zweiten Primärtumor und 8 Patienten tumorunabhängig.

Die Spätergebnisse werden nachfolgend in Abhängigkeit von Invasionstiefe und Differenzierungsgrad der Tumoren dargestellt (Tabelle 7).

pT1 G1-Tumoren: Von 38 Patienten sind 30 rezidivfrei; bei weit über der Hälfte der Patienten liegt die örtliche Exzision über 5 Jahre zurück. 6 Patienten verstarben tumorunabhängig. Bei einem Patienten war nach 3 Jahren ein Rezidiv

Tabelle 7. Ergebnisse nach lokaler R0-Exzision von Rektumkarzinomen (n = 55; 1978 – 1987) (München-Neuperlach). Therapieversager sind durch Umrahmung gekennzeichnet

Tumorcharakteristika	Gesamtzahl	Rezidivfrei, lebend	Rezidiv, lebend	Verstorben an Tumor	Verstorben an anderem Karzinom	Tumorunabhängig verstorben
pT1 G1	38	30	–	[1]	1	6
pT1 G2	6	4	–	–	–	2
pT1 G3	1	1	–	–	–	–
pT2 G1	4	3	[1]	–	–	–
pT2 G2	4	1	[3]	–	–	–
pT2 G3	2	–	[1]	[1]	–	–
Gesamt	55	39	[5]	[2]	1	8

aufgetreten, das durch abdominoperineale Rektumexstirpation behandelt wurde. Es zeigte eine Invasion in das perirektale Gewebe und eine mäßige Differenzierung. 3 Jahre später verstarb dieser Patient am Tumorleiden. Ein Patient schließlich verstarb an einem zweiten Primärtumor im Sigma.

pT1 G2-Tumoren: Von 6 Patienten sind 4 rezidivfrei, 2 verstarben tumorunabhängig.

pT1 G3-Tumoren: Der einzige Patient dieser Gruppe wurde 1985 im Alter von 82 Jahren operiert und ist rezidivfrei.

pT2 G1-Tumoren: Von 4 Patienten sind 3 rezidivfrei. Der 4. Patient bekam nach 5 Jahren ein örtliches Rezidiv, wurde rektumexstirpiert und ist seither gesund.

pT2 G2-Tumoren: Von 4 Patienten ist einer rezidivfrei. Bei 3 Patienten wurden wegen Auftretens von Rezidiven innerhalb 1 Jahres weiterführende Operationen notwendig.

Beim 1. Patienten war 1987 eine lokale Exzision durch eine Rectotomia posterior durchgeführt worden. Wegen eines Rezidivs haben wir 1988 eine anteriore Resektion anschließen müssen. Beim 2. Patienten wurde 1985 eine Gastrektomie wegen eines Magenkarzinoms durchgeführt und außerdem eine lokale Exzision des Rektumkarzinoms. 1986 mußte wegen eines Rezidivs eine abdominoperineale Rektumexstirpation ausgeführt werden. Zur Zeit besteht der Verdacht auf eine Lungenmetastase. Der letzte Patient war nach Bestrahlung nach 2 Jahren rezidivfrei.

pT2 G3-Tumoren: Von den 2 Patienten ist keiner rezidivfrei. Bei einem 80jährigen Patienten erfolgte 1981 die Rectotomia posterior. 1983 wurden 2mal Rezidive durch örtliche Exzisionen entfernt. 1985 erfolgte eine Laserkoagulation. 1986 verstarb der Patient am Tumorleiden. Der einzige überlebende Patient aus dieser Gruppe wurde 1985 durch örtliche Exzision, 1986 wegen eines Rezidivs mit abdominoperinealer Rektumexstirpation behandelt. Er ist seither tumorfrei.

Zusammenfassung

Sowohl das Kollektiv der SGKRK-Studie als auch das Krankengut des Krankenhauses München-Neuperlach zeigen, daß bei entsprechender Selektion der Patienten mit lokalen Therapieverfahren gute Ergebnisse erzielt werden können. Die Indikationsstellung zur örtlichen Exzision, die Durchführung der Operation sowie die Nachsorge sollten erfahrenen Rektumchirurgen vorbehalten sein.

Results at St Mark's Hospital

R. J. Nicholls

Over the years, about 5% of rectal cancers seen at St Mark's have been treated by local excision. We have adopted the policy of clinical assessment, followed in recent years by endoluminal ultrasonic examination to identify the following features: tumour up to 3 cm in diameter, confined to the rectal wall, and not poorly differentiated on histological examination of a preoperative biopsy. In addition, the lesion has to be accessible to surgical excision. Other than in particularly poor-risk patients, we have felt strongly that local excision should be an alternative to total excision of the rectum and should not be used where an anterior resection can be performed. With regard to technique, we have tried to use an endoanal approach and have for some long time given up posterior trans-sacral procedures. The reason for this is that we want to avoid opening up the anatomical plane surrounding the rectum in order to prevent implantation of cancer cells in the extra-rectal tissues. The other important aspect of technique has been the removal of a full thickness disc of rectal wall with some of the surrounding extra-rectal fat. Submucosal excision is not appropriate to the management of carcinoma.

The second vital component of the policy of local excision has been the careful pathological examination of the resected specimen. The specimen itself is pinned out to allow the pathologist to orientate it with the aim of assessing the following: completeness of excision, penetration or not of the rectal wall, lymphatic or venous invasion, and definitive histological grade of the tumour. If any of these have demonstrated a failure of appropriate clinical selection, then a major salvage operation, usually a total rectal excision, has then been advised.

With this approach, we have previously reported a 5-year survival rate in 26 patients of 73%. Of the eight patients who died, four did so from cancer. The overall cancer-specific death rate was therefore 16%. It is clear from the literature that local excision has been given considerable prominence as a treatment option in cancer of the rectum in recent years. The arrival of ultrasound undoubtedly has added to the accuracy of assessment and can, with an accuracy of 95% or more, predict whether a growth has penetrated the rectal wall or whether it is still confined to that structure. The performance of ultrasound is more accurate than digital examination. However, digital examination, while having an accuracy in respect of about 80%, is in any case the initial approach in allowing the clinician to recognise a growth that potentially is removeable by local excision. Thus digital examination and ultrasound should be taken together in the assessment. Other forms of imaging, including CT and MRI are less contributory in detecting local extent of tumours that are relatively early in their evolution. There is no reliable imaging technique available to detect involved lymph nodes with a certainty sufficient to be of use in clinical practice. The pathological relationship between local extent and lymph node involvement has been discussed by others in the symposium. I would prefer to say that the chance of regional lymph node involvement by a given tumour is still based upon the degree of local spread.

Case selection is a matter of very great responsibility for the clinician. As with most tumours, the first therapeutic attack on a rectal cancer gives the highest chance of cure. Salvage procedures for local recurrence of rectal cancer generally give poor results. There is now good evidence that T2 tumours are more liable to result in local recurrence after local excision than are T1 tumours. Division of both these groups into low- and high-risk tumours can undoubtedly refine the groups suitable for local excision. It cannot be over-estimated, however, that for the identification of risk it is essential to have an experienced pathologist who takes a personal interest in rectal cancer. Overall low risk T1 and T2 lesions are rare within the total group of all rectal carcinomas. It is also worth remembering that perforation of the rectum during an abdominoperineal excision leads to an increase in local recurrence. While this misdemeanour should not occur in expert hands, where it has done so local recurrence rates are high. There would seem to be no good reason why this should not also occur when a technique involving a rectotomy is used for local excision. We have recently reviewed our experience in local excision of rectal cancer between 1948 and 1985 (Sheffield and Dorudi 1992, personal communication). During this period pathology was available in 161 cases. Clinical information was obtained from the case records and survival up to 5 years from operation was determined. We attempted to divide lesions into those invading submucosa only (pT1), those invading the rectal muscle wall (pT2), and those penetrating beyond (pT3). However, statistical analysis revealed very significant differences in prognosis depending on the original morphology of the tumour. The results were therefore reanalysed after placing tumours into one of four groups based on morphology. These included polypoid lesions (78 cases), lesions with malignant invasion in a sessile adenoma (46 cases), raised flat non-ulcerating adenocarcinoma (16 cases), and sessile ulcerating carcinomas (21 cases). The results were as follows.

Polypoid tumours (n = 78). Five-year survival analysis showed 75 patients were alive, while three were dead. Two of the deaths were cancer related.

Malignant invasion in sessile adenoma (n = 46). At 5 years, 39 patients were alive, four were dead and three were lost to follow up. Two of the deaths occurred among the 32 patients with a pT1 lesion, and two occurred in the four patients with a pT3 lesion. There was no death in the seven patients with a pT2 carcinoma.

Raised flat adenocarcinoma (n = 16). There were six deaths from cancer. These occurred in two of the six pT1, one of the six pT2 and three of the four pT3 lesions.

Sessile ulcerated carcinoma (n = 21). There were six patients alive at 5 years. Fourteen had died and one was lost to follow up. Of the 14 deaths, seven were ascribed to cancer. There was one postoperative death and the other six patients died of unrelated causes. The deaths from cancer related to pT category were as follows: pT1, 0/2; pT2, 5/12; and pT3, 2/7.

While it is clear from these results that pT3 tumours have a high incidence of treatment failure and must not be treated by local excision, it must be remembered that many of these operations were carried out several years previously. Some of those subsequently found to have a pT3 tumour on histological examination refused further surgery. It could be argued that this therefore does not represent a failure of the policy, although in practice the patients died. If one leaves the pT3 group to one side as being unsuitable, and of course now recognisable by more aware digital examination and greatly supported by ultrasound, then one is left with deciding whether there is any difference between pT1 and pT2 lesions. It has been difficult with the relatively small numbers in this series to draw any firm conclusions, although within the group of ulcerating carcinomas the pT2 group did badly. However, in the raised flat adenocarcinoma group, two out of the six patients with pT1 lesions died of cancer. One is drawn to the conclusions that while the pT status has an influence (vide the pT3 data given), the morphology of the tumour has a more profound effect upon prognosis. This finding is potentially of great importance to clinicians as in a sense it can be used as another criterion for case selection when the patient is first seen. If the tumour is polypoid or if there is evidence of malignant invasion within a villous adenoma, the outcome of local excision is good. If, on the other hand, the lesion is the flat raised adenocarcinoma or a fully formed ulcerating lesion, then the outcome of local excision is bad. Our experience at St Mark's with growths confined to the rectal wall without lymph node metastases (stage Dukes A or UICC stage I) treated by radical surgery has revealed a low rate of local recurrence (approximately 1%), and 5-year survival rates of over 95%. Identification of the low-risk flat raised and ulcerating carcinoma still confined to the rectal wall should thus be made with very great care, and the patient must be strongly advised in the event of risk factors found on histopathological examination of the resected specimen to have radical surgery forthwith. While colostomy avoidance is important, it has to be regarded as secondary to cure, particularly when treating growths that are relatively early in their evolution.

Ergebnisse der klassischen radikalen Resektion*

G. G. Delaini, F. Nifosi, G. Pratti, A. Zanza, E. Facci, C. Benassutti
und G. Serio

Die Anwendung mechanischer Nahtgeräte hat die Durchführung tiefer kolorektaler Anastomosen erleichtert. Die weite Verbreitung dieser neuen Technik hat dazu geführt, daß seit Jahren bestehende chirurgische Radikalitätsprinzipien neu überdacht werden mußten. Das wiedererwachte Interesse an der sog. „funktionellen" Chirurgie hat in der Tat eine Indikationserweiterung zugunsten der kontinenzerhaltenden Operationsmethoden bewirkt. Die lokale Exzision der Rektumneoplasien wird heute angesichts neuer Erkenntnisse in Diagnostik und Therapie wieder verstärkt propagiert und die bisherigen Ergebnisse sind sehr ermutigend.

Um aber bei größtmöglicher Verbesserung der Lebensqualität eine größtmögliche chirurgische Radikalität gewährleisten zu können, ist eine besonders sorgfältige Selektion der Patienten notwendig.

Die Ausbildung und Erfahrung des Chirurgen sowie die adjuvante Therapie beeinflussen ebenfalls die Ergebnisse und müssen deshalb berücksichtigt werden.

Material und Methode

Von Anfang 1970 bis Juni 1992 sind an unserem Institut 1784 Eingriffe an Tumoren im Kolon-Rektum-Bereich durchgeführt worden, davon 868 am Rektum (393 am distalen Rektumdrittel) (Tabelle 1 und 2). Hierbei sind Tumoren des Anus und des Analkanals sowie Neoplasien, die auf dem Boden einer entzündlichen Dickdarmerkrankung entstanden sind, nicht berücksichtigt. Die am häufigsten durchgeführten Eingriffe beim Rektumkarzinom waren die tiefe anteriore Resektion (TAR) und die abdominoperineale Exstirpation (APE) in jeweils 54% und 33,5% der Fälle (in 25 und 58% wegen Tumoren im distalen Rektumdrittel). Diese beiden chirurgischen Verfahren sollen hinsichtlich Indikation und Ergebnis kritisch bewertet werden (Tabelle 1 und 2).

Anmerkung der Herausgeber: Vergleichende Verlaufsdaten für lokale Therapie und radikale Resektion bei gleicher Invasionstiefe und gleicher Histologie finden sich im Beitrag von Köckerling et al., S. 121 ff.

Tabelle 1. Operationsmethoden bei 1784 Eingriffen wegen kolorektaler Karzinome (1970 bis Juni 1992)

868 Eingriffe wegen Rektumkarzinom	n	%
Anteriore Resektion	462	54
Rektumexstirpation	290	33,5
Hartmann-Operation	51	5,9
Koloanale Anastomose	26	3
Pouch	2	0,2
Lokale Exzision peranal	25	2,8
Mason-Operation	12	1,3

Tabelle 2. Operationsmethoden bei Karzinomen des distalen Rektumdrittels (1970 – Juni 1992) (n = 393)

Methode	n	%
Anteriore Rektumresektion	102	25
Rektumexstirpation	229	58
Hartmann-Operation	9	2,6
Koloanale Anastomose	26	7,5
Pouch	2	0,5
Lokale Exzision peranal	25	7,2
Mason-Operation	–	–

Zur Analyse der Tumoren des distalen Rektumdrittels haben wir retrospektiv 100 konsekutive Fälle (ab 1983) von Adenokarzinomen ausgewählt, die vom gleichen Chirurgenteam mittels TAR oder APE behandelt worden waren.

Alle Patienten waren einer mechanischen Darmreinigung und einer präoperativen Antibiotikaprophylaxe (Neomycin + Metronidazol in 87% der Fälle) unterzogen worden. Die Ligatur der A. mesenterica inferior (am Abgang von der Aorta) und der V. mesenterica inferior (am Unterrand des Pankreas) sowie eine Dissektion der Lymphabflußgebiete waren routinemäßig durchgeführt worden. Der Sicherheitsabstand vom Tumor betrug mindestens 2 cm (gemessen am frischen Operationspräparat).

Vor der Anastomosierung (einreihig handgenäht, mit resorbierbarem Nahtmaterial in 84% der Fälle) war der Rektumstumpf transanal mit einer zytotoxisch-antiseptischen Lösung gespült worden.

Untersucht wurden der Sitz der Neoplasie (Abstand von der Linea dentata, gemessen mit dem starren Rektoskop), die Tumorgröße, das Grading, das Vorhandensein einer extramuralen Ausbreitung oder Lymphknoteninfiltration, die Art des chirurgischen Eingriffs (TAR oder APE), die Anastomosentechnik (manuell oder maschinell), die Lokalrezidivquote und die Fünfjahresüberlebensrate.

Prä- oder intraoperative Stadieneinteilung

Das präoperative Staging hat sich im Laufe der Jahre dank einer Verfeinerung der invasiven diagnostischen Verfahren weiterentwickelt.

Unsere „Kolonroutine" beinhaltet:

- Blutproben mit besonderer Berücksichtigung der Leberfunktion und der Tumormarker (CEA und Ca 19-9 vor dem Eingriff, unmittelbar danach und dann in regelmäßigen Abständen),
- Irrigoskopie in Doppelkontrasttechnik,
- Koloskopie bzw. Rektoskopie mit Biopsie,
- Thoraxröntgenaufnahmen in 2 Ebenen,
- Sonographie der Leber,
- Endosonographie des Rektums (Neoplasien des distalen Rektumdrittels, die evtl. einer Lokalexzision zugänglich sind),
- CT und MRI (Verdacht auf extramurales Tumorwachstum),
- weitere Untersuchungen (Urographie, Zystoskopie, Knochenszintigraphie usw.) je nach Symptomatologie,
- intraoperative Lebersonographie (Verdacht auf Lebermetastasen),
- intraoperative Koloskopie/Rektoskopie (bei ungenügender Abklärung).

Die digitale Untersuchung, kombiniert mit der rektalen Endosonographie, ist ein ausgezeichnetes Verfahren, um die Konsistenz und die Penetration der Neoplasie in die Rektalwand sowie das eventuelle Vorhandensein von perirektalen Lymphknotenmetastasen zu untersuchen.

Chirurgische Indikation

Die chirurgische Indikation hängt von folgenden Faktoren ab: Abstand des Tumors von der Linea dentata, Größe, histologischer Typ, Grading und eventuelles extramurales Wachstum.

Die Umstände, unter denen der Eingriff durchgeführt wird (notfallmäßig oder elektiv), und allgemeine, patientenbezogene Variablen (beeinträchtigter Allgemeinzustand, fortgeschrittenes Alter, verminderte Funktion des Analsphinkters, Weite des Beckens, Vorhandensein von Metastasen usw.) beeinflussen ebenfalls die Wahl des chirurgischen Vorgehens.

Abstand von der Linea dentata

Der Abstand des Tumorunterrandes von der Linea dentata ist der wichtigste Faktor bei der Wahl des chirurgischen Eingriffs. Angesichts der Erweiterung des pathologischen und chirurgischen Wissensstandes haben wir im Laufe der Jahre (von 1983 bis heute) den Sicherheitsabstand von der Neoplasie von 5 auf

Tabelle 3. Operationsverfahren bei Rektumkarzinom (1970 – Juni 1992)

Lokalisation	Rektumexstirpation	Anteriore Resektion
Oberes Drittel	6	198
Mittleres Drittel	55	162
Unteres Drittel	229	102
Gesamt	290	462

Tabelle 4. Zeitliche Entwicklung der Operationsverfahren bei Rektumkarzinom

Lokalisation	Anteil an Rektumexstirpationen	
	Vor 1983 (%)	Nach 1983 (%)
Oberes Drittel	1	1
Mittleres Drittel	53	11
Unteres Drittel	90	68

Tabelle 5. 100 konsekutive, nicht selektionierte Fälle eines Karzinoms des distalen Rektumdrittels (gleiches Operationsteam, 1983 – 1987, vollständiges Follow-up). Vergleich zwischen APE (abdominoperineale Rektumexstirpation) und TAR (tiefe anteriore Resektion)

	APE	TAR
Zahl der Patienten	50	50
Alter (Jahre)	36 – 85	37 – 83
Relation männlich/weiblich	36/14	28/22
Tumorstadium UICC		
– I	5 (10%)	3 (6%)
– II	20 (40%)	24 (48%)
– III	25 (50%)	23 (46%)
Grading		
– Gut differenziert	1 (2%)	2 (4%)
– Mäßig differenziert	32 (64%)	34 (68%)
– Schlecht differenziert	17 (34%)	14 (28%)
Peritumoröse Entzündung	5 (10%)	12 (24%)
Gefäßeinbruch	4 (8%)	15 (30%)
Tumorgröße		
– 2,5 – 4,5 cm	12 (24%)	25 (50%)
– >4,5 – 6,5 cm	38 (76%)	25 (50%)

2 cm verringert. Die kontinenzerhaltenden Eingriffe haben also eine prozentuale Zunahme erfahren (Tabelle 3 und 4), ohne daß wir in unserer Kasuistik eine statistisch signifikante Zunahme der Lokalrezidivrate oder eine Abnahme der Überlebensrate gesehen hätten. Die Tumoren des distalen Rektumdrittels, die eine zirkuläre Ummauerung der Ampulla recti bzw. eine Infiltration anliegender Organe (Vagina, Uterus, Prostata, Harnblase) aufgewiesen haben, wur-

den durch Rektumexstirpation operiert. Die abdominoperineale Exstirpation war auch das Verfahren der Wahl bei Patienten mit Analsphinkterinsuffizienz oder Tumorinfiltration des Sphinkters.

Histologischer Typ

Der histologische Typ des Rektumkarzinoms (Adenokarzinom, muzinöses Karzinom, Siegelringzellkarzinom) beeinflußt für sich allein die Prognose in statistisch nicht signifikanterer Weise als die übrigen pathologischen Variablen.

Prognose und Verlauf der neoplastischen Erkrankung hängen von einer Reihe von Kriterien ab, die der Pathologe am Biopsie- oder Operationspräparat beurteilen und in der Diagnose beschreiben muß. Dabei handelt es sich um Infiltrationstiefe, Lymphknotenmetastasen, Tumorinvasionsfront, lymphozytäres Infiltrat, venöse Invasion, Art der Neoplasie, Grading etc. Sie wurden in unserer retrospektiven Studie sorgfältig bewertet, um die operierten Patienten in Stadien nach Dukes einteilen zu können (Tabelle 5)

Palliative Operationen

In unserem gesamten Krankengut waren 126 von 864 Patienten, die aufgrund einer Neoplasie im Rektum einem chirurgischen Eingriff unterzogen worden waren, nicht mehr kurativ operabel. Die APE ist in 19 von diesen 126 Fällen mit 0% Operationsmortalität durchgeführt worden. Es ist dabei ein signifikanter Palliativeffekt erzielt worden. Die Bestrahlungstherapie des Beckens erwies sich dann als wirksam, wenn das Rektum vorher entfernt worden war. So wurden auch invasive Schmerztherapieformen (Chordotomie etc.) seltener notwendig.

Vergleich zwischen APE und TAR

Unsere Daten vergleichen 50 APE und 50 TAR mit sehr ähnlichem histologischem Bild, die vom gleichen Chirurgenteam unter gleichen Selektionskriterien durchgeführt wurden.

Die Patientenauswahl zeigte fast durchwegs Rektalneoplasien im fortgeschrittenen Stadium. 46 und 50% der mittels TAR bzw. APE operierten Patienten befanden sich im Stadium III (UICC) bzw. C nach Dukes.

Das entscheidende Element in der Auswahl des Operationsverfahrens war der Abstand der Neoplasie von der Linea dentata. Das Grading hat zusammen mit anderen Faktoren (Größe, Festigkeit und Wandinfiltration) die Entscheidung zwischen transanaler bzw. transrektaler lokaler Exzision und radikalen

Verfahren geprägt; hingegen hatte es keinen Einfluß auf die Entscheidung zwischen TAR und APE.

Große Tumoren wurden nur dann bevorzugt einer APE unterzogen, wenn gleichzeitig eine deutliche extramurale Ausbreitung vorgelegen hatte.

Alle Patienten, die eine makroskopisch sichtbare extramurale Diffusion oder eine Invasion umliegender Organe aufgewiesen hatten, wurden postoperativ bestrahlt.

In einigen Fällen, die in dieser Studie nicht enthalten sind, haben wir es bevorzugt, zunächst das Rektum nach Hartmann zu versenken und eine terminale Linkskolostomie zu konstruieren. Die kolorektale bzw. koloanale Anastomose wurde erst in einem zweiten Schritt nach Abschluß der Strahlentherapie durchgeführt.

Die Präparation des Rektumstumpfs mit kompletter Exzision des posterolateralen Mesorektums bis zur Levatorenebene wurde in der TAR und APE auf gleiche Weise vollzogen.

Operationsletalität

Die Operationsletalität (30-Tage-Letalität) betrug bei TAR 0/50 (0%) und bei APE 1/50 (2%). Ein Patient verstarb nach APE an einem Myokardinfarkt.

Lokalrezidive

Lokalrezidive haben sich in 78% der Fälle innerhalb der ersten 2 Jahre nach dem chirurgischen Eingriff (in 65% zwischen 6 Monaten und 1 Jahr) gebildet mit einer Inzidenz von 6% nach TAR und 8% nach APE. Bei den Patienten im UICC-Stadium I haben wir keine Lokalrezidive gesehen (Tabelle 6).

Die Anastomosentechnik (manuell in 84% der Fälle) hat die Rezidivrate nicht beeinflußt. In einem Fall (2% der TAR) hat sich eine fibrös-narbige Anastomosenstenose gebildet, die in 2 Sitzungen endoskopisch dilatiert werden mußte.

Tabelle 6. Lokalrezidivraten

UICC-Stadium	APE	TAR
I	0/5 (0%)	0/3 (0%)
II	1/20 (5%)	1/24 (4%)
III	3/25 (12%)	2/23 (9%)
Gesamt	4/50 (8%)	3/50 (6%)

Die Lokalrezidive nach APE wurden mittels CT des kleinen Beckens nachgewiesen und durch eine perkutane CT-gestützte Feinnadelbiopsie histologisch klassifiziert. 58% der Patienten mit pelviperinealem Rezidiv zeigten keine Fernmetastasen.

Die klinische Entdeckung eines Rezidivs, die durch auftretende Schmerzen oder eine palpable perineale Raumforderung begünstigt wird, stellt ein kritisches Moment im Krankheitsverlauf dar. Das Rezidiv ist therapeutisch meist schwer in den Griff zu bekommen. Eine routinemäßig durchgeführte Computertomographie (alle 6 Monate in den ersten 3 Jahren nach dem Eingriff und dann in jährlichen Abständen) ermöglicht eine Frühdiagnose des Rezidivs. Die CT-gesteuerte perkutane Feinnadelbiopsie kann den radiologischen Befund differentialdiagnostisch gegenüber narbigen Lokalreaktionen abgrenzen. Die chirurgische Intervention ist auf die frühzeitig entdeckten umschriebenen Lokalrezidive beschränkt. In den anderen Fällen kann die Strahlentherapie den Rezidivherd und die korrelierten Symptome beherrschen. Wir sind jedenfalls der Ansicht, daß die Therapie der pelviperitonealen Tumorrezidive immer schwierig und meistens wirkungslos ist.

Fünfjahresüberlebensrate

Die Fünfjahresüberlebensrate für alle Patienten betrug nach TAR 66% und nach APE 56%. Tabelle 7 zeigt eine Aufgliederung nach UICC-Stadien.

Diskussion

Die Tumoren des distalen Rektumdrittels können mittels resektiver Chirurgie (Sphinktererhaltung) oder mittels exstirpativer Chirurgie (Rektumexstirpation mit Anlage eines dauernden endständigen Kolostomas) operativ behandelt werden.

Der wichtigste Faktor in der Wahl des Operationsverfahrens ist der Abstand des Tumors von der Linea dentata. Ein distaler Rand von 2 cm, gemessen am frischen Operationspräparat (2 cm am frischen Operationspräparat entsprechen 1 cm am formalinfixierten Präparat), ist in der Regel ausreichend; ein größerer Abstand wirkt sich auf das Auftreten von Lokalrezidiven oder auf die Überlebensrate nicht signifikant aus.

Tabelle 7. Fünfjahresüberlebensraten

UICC-Stadium	APE	TAR
I	5/5 (100%)	2/3 (67%)
II	13/20 (65%)	20/24 (83%)
III	10/25 (40%)	11/23 (48%)
Gesamt	28/50 (56%)	33/50 (66%)

Pathologische Studien und die interessanten Erfahrungen im St. Marks-Hospital zeigen, daß weniger als 5 – 8,8% der Patienten eine lymphatische oder intramurale Infiltration distal des makroskopisch sichtbaren Tumorrandes zeigen. Ist eine solche trotzdem vorhanden, überschreitet sie nur bei 3% der Patienten die 2-cm-Grenze. Beträgt der distale Sicherheitsabstand weniger als 2 cm, nimmt die Lokalrezidivrate zu, ohne allerdings das krankheitsfreie Intervall zu beeinflussen [3, 5, 7]. Außerdem sind die Neoplasien, die sich weiter als 2 cm intramural ausbreiten, i. allg. gering differenziert und fanden sich im Stadium III (UICC) mit Auftreten von Metastasen innerhalb von 3 Jahren nach dem chirurgischen Eingriff [7].

Die rektalen Neoplasien, die weniger als 3 cm von der Linea dentata entfernt sind, können wegen der möglichen Verletzung des Sphinkters und des M. levator ani in der Regel nicht mittels eines kontinenzerhaltenden Eingriffes reseziert werden [6].

Die distale Grenze der Durchführbarkeit einer kolorektalen Anastomose stellt die Linea dentata dar. Allerdings muß die Möglichkeit eines restaurativen Operationsverfahrens bei derart tiefen Läsionen in Hinblick auf die pathologisch-anatomische Situation des Patienten von Fall zu Fall geprüft werden. In ausgewählten Fällen kann ein Kolonreservoir funktionell nützlich sein (2 Fälle in unserem Patientengut).

Die Weite des Beckens, das Körpergewicht und die Größe des Tumors sind weitere Faktoren, die die Wahl des chirurgischen Vorgehens beeinflussen können, die aber, unserer Ansicht nach, bei genügender Erfahrung des Chirurgen auf die Entscheidung zwischen kontinenzerhaltender Technik und APE nicht einwirken sollten.

Die Integrität des Analsphinkters hingegen muß in Hinblick auf mögliche postoperative Komplikationen genau beurteilt werden (sorgfältige Anamnese, digitale Untersuchung, Sphinktermanometrie, vorhergehende Eingriffe im Perianalbereich etc.).

Bei 9% unserer Patienten mit einer koloanalen Anastomose haben wir eine partielle Inkontinenz beobachtet.

Die Erfahrung des Chirurgen wirkt sich statistisch auf das Operationsergebnis und in besonderer Weise auf die Lokalrezidivrate aus. Eine Studie in Großbritannien hat eine je nach Operateur variable Lokalrezidivrate von 5 – 20% gezeigt [4].

Die Ausdehnung der Mesorektumresektion scheint die Variable zu sein, die mit größter Aufmerksamkeit zu beachten ist. Das Gewebe des Mesorektums kann auch bei fehlender distaler Ausbreitung in der Rektumwand von der Neoplasie betroffen sein [1]. Die Resektion dieses Gewebes entspricht dem Prinzip der Entfernung eines jeden Mesenteriums in der Nähe eines Tumors. Die tumoröse Ausbreitung in den Lymphbahnen des Mesorektums läßt sich mit den präoperativen Untersuchungsmethoden (CT, Endosonographie, Lymphoszintigraphie) nur schwer nachweisen und wird während des chirurgischen Eingriffs völlig übersehen.

Die Entfernung des Mesorektums muß bis zur Levatorebene, unmittelbar an der Linea dentata, erfolgen. Die regionale Lymphadenektomie und die vollständige posterolaterale Dissektion des Mesorektums sind grundlegende Faktoren in der radikalen Chirurgie des Rektums, weil sie dem rationalen Therapiekonzept der Unterbrechung der Metastasierungswege entsprechen [1, 2].

Die Erfahrung des Operateurs spielt in bezug auf ein Rezidiv und die postoperative Komplikationsrate eine dominierende Rolle. Die Ergebnisse sind unterschiedlich, wenn das koloproktologische Team von Chirurgen ersetzt wird, die nur gelegentlich diese Eingriffe durchführen.

Die Anastomosentechnik (manuell oder maschinell) wirkt sich in unserem Patientengut nicht auf die Lokalrezidivrate aus.

In der Literatur zeigt sich eine weitgehende Übereinstimmung von TAR und APE in Hinblick auf Rezidivhäufigkeit und Fünfjahresüberlebensrate. Außerdem besteht eine deutliche Tendenz, die APE bei Neoplasien mit Lymphknotenmetastasen oder extramuraler Ausbreitung zu bevorzugen. Bei großen Tumoren mit extramuraler Invasion, bei adipösen Patienten und bei engem Becken wird sie gar als Verfahren der Wahl angegeben.

Aus dieser prä- oder intraoperativen Selektion ergibt sich ein scheinbarer Vorteil für die TAR in bezug auf die Rezidivhäufigkeit, die Fünfjahresüberlebensrate und die Lebensqualität [8]. In manchen Fällen kann die APE ein nützlicher palliativer Eingriff sein [6].

Patienten mit weitgehender Invasion des Beckens oder des Perineums können, wenn sie nicht einer Amputation bzw. Exstirpation unterzogen werden, unter Schmerzen leiden, die sich mit konservativen Mitteln nicht mehr beherrschen lassen. Die Bestrahlungstherapie erweist sich häufig als unwirksam zur Kontrolle der Schmerzsymptomatik und kann v. a. zu unangenehmen Folgeerscheinungen (Mukorrhöe, Tenesmen, Miktionsstörungen, Stenosen etc.) führen.

Literatur

1. Heald RJ, Husband EM, Ryall RDH (1982) The mesorectum in rectal cancer surgery – the clue to pelvic recurrence? Br J Surg 69:613–616
2. Heald RJ, Ryall RDH (1986) Recurrence and survival after total mesorectal excision for rectal cancer. Lancet II:1479–1481
3. Paty PB, Enker WE (1992) Coloanal anastomosis following low anterior resection. Hepatogastroenterology 39:202–206
4. Philipps RKS, Hittinger R, Blesovsky L, Fry JS, Fielding LP (1984) Local recurrence following curative surgery for large bowel cancer: the overall picture. Br J Surg 71:12–16
5. Pollet WG, Nicholls RI (1983) The relationship between the extent of distal clearance and survival and local recurrence rates after curative anterior resection for carcinoma of the rectum. Ann Surg 198:159–163
6. Tjandra JJ, Fazio VW (1992) Restorative resection for cancer of the rectum. Hepatogastroenterology 39:195–201
7. Williams NS, Dixon MF, Johnston D (1983) Reappraisal of the 5 centimetre rule of distal excision for carcinoma of the rectum: a study of distal intramural spread and patients' survival. Br J Surg 70:150–154
8. Williams NS, Johnston D (1984) Survival and recurrence after sphincter saving resection and abdominoperineal resection for carcinoma of the middle third of the rectum. Br J Surg 71:278–282

V. Zusatztherapie

Stellenwert der Radiotherapie

M. Bignardi

Die Radiotherapie kann eine wichtige Stellung bei der lokalen Therapie des Rektumkarzinoms im mittleren und unteren Drittel einnehmen.

Das Zusammenwirken der Strahlentherapie mit den minimal invasiven chirurgischen Techniken oder auch nur die alleinige Anwendung der Strahlentherapie in ausgewählten Fällen bietet sich als Alternative zur abdominoperinealen Resektion oder anderen abdominellen Eingriffen an, und zwar mit annähernd gleichen Ergebnissen in bezug auf die lokale Kontrolle sowie einer nur geringen Beeinträchtigung der physiologischen Funktion [1, 2].

Abgesehen von den Erfahrungen mit der präoperativen Strahlentherapie vor tiefen anterioren Resektionen bzw. abdominoperinealen Exstirpationen lassen sich die strahlentherapeutischen Maßnahmen in 2 Kategorien einteilen:

1. prä- und/oder postoperative Strahlentherapie in Verbindung mit lokaler Chirurgie,
2. ausschließlich Strahlentherapie entweder transkutan und/oder endokavitär und/oder interstitiell.

Strahlentherapie in Verbindung mit lokaler Chirurgie

Die Erfahrungen, die bisher beschrieben wurden, sind begrenzt und liegen außerhalb von randomisierten Studien über die Behandlung sowohl mit lokaler als auch traditioneller radikaler Chirurgie.

Eine globale Analyse gestaltet sich aus folgenden Gründen schwierig:

- Die Fallzahlen in den verschiedenen Publikationen sind begrenzt (weniger als 30 Fälle) und meistens handelt es sich um ausgesuchte Fälle; außerdem sind die Analysen meist retrospektiv.
- Die Selektionskriterien sind meistens unterschiedlich und nicht klar definiert; man sollte bedenken, daß die Unterschiede der klinischen Ergebnisse eher durch die günstigere Ausgangssituation als durch die Behandlungsmethode bedingt sein können.
- Die angewandten chirurgischen wie auch strahlentherapeutischen Techniken sind von Publikation zu Publikation und auch innerhalb der einzelnen Veröffentlichungen unterschiedlich.
- Die Bewertungskriterien der klinischen Resultate variieren und häufig sind die Nachuntersuchungszeiten ungenügend.

Tabelle 1. Ergebnisse mit kombinierter Therapie: Strahlentherapie und lokale Chirurgie

Autoren	Anzahl der Fälle	Art der Strahlentherapie	Rezidivrate (%)	Sphinkter-erhaltung
Rich et al. [9]	17	Postoperativ	6	17/17
Willet et al. [12]	26	Postoperativ	15 – 37	100%
McCready et al. [5]	19	Postoperativ	0	90%
Otmezguine et al. [7]	25	Prä- und postoperativ	20	80%
Marks et al. [4]	14	Präoperativ	21 – 23	13/14
Minsky et al. [6]	14	Postoperativ	21	10/14
Rosenthal et al. [10]	16	Prä- und postoperativ	20	77%

In vielen Arbeiten wird die Rezidivquote als absolute Zahl angegeben, obwohl es bei Gruppen mit einer unvollständigen Nachuntersuchung richtiger wäre, eine Bewertung mittels Actuarial method vorzunehmen.

In Tabelle 1 sind die Ergebnisse der größten, vorwiegend amerikanischen Publikationen zusammengestellt.

In der Arbeit von Rich et al. [9] bezieht sich die Rezidivquote von 6% auf 17 Patienten, die über einen Zeitraum von 27 Monaten beobachtet wurden und bei denen makroskopisch kein Resttumor vorlag. Die Strahlendosis variierte transkutan zwischen 41 und 68 Gy auf pelvinen Strahlenfeldern verschiedener Größe mit oder ohne interstitiellen Boost mit Ir 192 oder intraluminal mit Photonen von 50 KeV und einer Dosierung von 17 – 30 Gy. Die Auswahlkriterien der Dosierung und der Methodik wurden nicht näher erläutert. Aus den Daten von Willet et al. [12] geht eine absolute Rezidivquote von 15% hervor; die Rezidivrate, berechnet nach der Actuarial method über 5 Jahre, beläuft sich aber auf 37%. Die Strahlentherapie war auch in diesem Fall unterschiedlich, was die Dosierung und die Methodik angeht: 45 Gy auf dem Strahlungsfeld des Beckens mit oder ohne transkutanen oder interstitiellen Boost von 5 – 22 Gy in den Fällen mit positiven Rändern oder tiefer Infiltration der Rektumwand.

McCready et al. [5] berichten über eine prospektive Phase-I- und -II-Studie mit einer Rezidivrate von 0%, es handelt sich hierbei aber um die absolute Inzidenz nach nur 13 Monaten. Die Patienten wurden mit einheitlichen Techniken und Dosierungen behandelt, und zwar mit einem transkutanen Strahlungsfeld des Beckens bis zu 45 Gy und begrenzt auf den Resektionsteil mit bis zu 53 Gy.

Otmezguine et al. [7] beschreiben eine Rezidivrate von 20% bei 25 Patienten, die präoperativ mit einer Strahlentherapie von 35 Gy, auf einem transkutanen perinealen Strahlenfeld, behandelt wurden und die anschließend postoperativ einer interstitiellen Strahlentherapie mit einer Dosis von 20 – 25 Gy, je nach Infiltrationstiefe, unterzogen wurden. Zur interstitiellen Strahlentherapie wurden Ir-192-Stäbe und Vektorröhren, die intraoperativ eingesetzt wurden, angewandt.

Marks et al. [4] berichten von einer Gruppe von 14 Patienten, die vor der Operation eine transkutane Strahlentherapie auf einem perinealen Strahlenfeld mit Dosierungen zwischen 45 und 46 Gy und evtl. mit einem Boost von 3 – 10 Gy im Resektionsbereich erhielten. Die absolute Rezidivquote lokaler Rezidive lag bei 21% nach 29 Monaten.

Rosenthal et al. [10] beschreiben in einer prospektiven Studie der Phasen I und II 16 Patienten, die mit transkutaner fraktionierter Strahlentherapie behandelt wurden; sie bekamen zunächst vor dem Eingriff eine einzelne Dosis von 5 Gy und später dann eine fraktionierte Strahlentherapie von 45 Gy auf einem perinealen Strahlenfeld mit eventuellem Boost von 5 Gy, der auf einem begrenzten Strahlenfeld angewandt wurde. Die aktuelle Rezidivquote nach 3 Jahren liegt bei 20%.

Bei den zuvor genannten Arbeiten wurden selbst bei der gleichen Serie die unterschiedlichsten chirurgischen Techniken verwandt. Die Anzahl der Fälle, bei denen die Sphinkterfunktion erhalten werden konnte, liegt bei 80 – 100%; allerdings sind auch diese Daten nicht eindeutig eruierbar.

Die veröffentlichten Daten lassen keine definitive Schlußfolgerung über die Berechtigung des therapeutischen Konzepts „lokale Chirurgie und Strahlentherapie" zu. Insbesondere ist eine Bewertung der Ergebnisse der lokalen Chirurgie nicht möglich, weil kontrollierte Studien fehlen und die retrospektiven Kasuistiken unterschiedliche oder nicht definierte Selektionskriterien verwenden. Generell wurde die Strahlentherapie bei Patienten mit erhöhtem Risiko angewandt, und zwar v. a. dann, wenn die Resektionsränder nicht tumorfrei waren und/oder bei tiefer Infiltration der Organwand.

Rein theoretisch gesehen kann man meinen, daß die Strahlentherapie bei Patienten mit geringem Risiko eines lokalen Rezidivs und positiven Lymphknoten eine Verbesserung der Ergebnisse bringen könnte. Es ist auch möglich, aber noch zu beweisen, daß die Strahlentherapie die Ergebnisse der lokalen Chirurgie bei pT3-Tumoren mit Risikofaktoren, wie z. B. G2, G3 und/oder nicht tumorfreien Resektionsrändern, verbessert. Die Einzelheiten der durchzuführenden Strahlentherapie bleiben allerdings noch zu definieren (Reihenfolge, Technik und Dosierung).

Was die Gefahr der akuten und späten Komplikationen nach der Strahlentherapie betrifft, so kann man ähnliche Ergebnisse erwarten wie nach radikaler Chirurgie und anschließender Strahlentherapie bei Rektum- und Sigmaneoplasien der UICC-Stadien II und III. Wenn die Strahlentherapie unter Beachtung aller technischen Maßnahmen zur Begrenzung der Strahlendosis der gesunden Gewebe durchgeführt wird, so ist die akute Toxizität, insbesondere für die Blase und den Darm, so gering, daß sie der Anwendung dieser Therapiemaßnahmen nicht entgegensteht. Die schweren Spätschäden, die einer chirurgischen Versorgung bedürfen (Ileus, Fisteln, Perforationen, Nekrosen), treten bei weniger als 5% der Patienten, die mit Dosierungen von 45 – 50 Gy im Beckenbereich und 55 – 60 Gy im Boost behandelt wurden, auf [3]. Bei gleicher Anwendungstechnik und Dosierung erwartet man im Vergleich zur radikalen Chirurgie und Strahlentherapie eher eine sehr niedrige Schädigung, da die Bildung der Adhäsionen, die nach abdominellen chirurgischen Eingriffen auftreten, eine Strahlenschädigung eher begünstigen.

Strahlentherapie als alleinige Anwendung
beim distalen Rektumkarzinom

Diese Methode wurde v. a. in französischen Zentren entwickelt mit stark selektioniertem Patientengut; die Selektionskriterien umfassen T1- und T2-Tumoren mit weniger als 10 cm Abstand vom Anus, ohne Infiltration des Sphinkters, mit kleineren Dimensionen als 3×5 cm, G1 – G2, ohne klinisch nachweisbare Lymphknoten und von exophytischem Typ. Bei kleinen begrenzten Tumoren wurden gute Ergebnisse mit der alleinigen Anwendung der endoluminalen Kontaktstrahlentherapie mit Photonen von 50 KV erreicht, wobei die Strahlung nur wenige Millimeter tief reicht und die Dosis in den tieferen Schichten rasch abnimmt. Die Behandlung erfolgt ambulant unter Sichtkontrolle, bei größeren Tumorausmaßen mit mehreren sich überlagernden Strahlenfeldern. Die Dosierung liegt bei 20 – 40 Gy alle 2 Wochen bis zu einer Gesamtstrahlenbelastung von 100 – 150 Gy in 2 Monaten. In Fällen mit größeren Ausmaßen oder tiefer Infiltration kam zusätzlich die interstitielle oder die transkutane Strahlentherapie zur Anwendung.

Papillon et al. [8], Roth et al. [11] und andere Autoren, die diese Methode anwenden, berichten – je nach Selektionskriterien – von einer lokalen Kontrolle bei 76 – 93% der Fälle; die definitive Kontrolle, einschließlich der chirurgischen Sanierung der Rezidive, steigt auf 91 – 96%; bei 82 – 95% ist die Sphinkterfunktion erhalten geblieben. Die Toleranz gegenüber akuten und späten Schäden ist akzeptabel, wie man es aufgrund der geringen Volumen der Strahlentherapie erwarten konnte. Die durchaus positiven Ergebnisse der alleinigen Strahlentherapie sind wohl auch auf die ausgesprochen günstige Selektion zurückzuführen (weniger als 5% aller Patienten mit einem Rektumkarzinom). Möglicherweise handelt es sich um noch ausgewähltere Fälle als bei der lokalen Chirurgie und Strahlentherapie, und daher um Fälle, die bei jeder korrekt angewandten Methode die besten Aussichten auf gute Ergebnisse haben.

Literatur

1. Billingham RP (1992) Conservative treatment of rectal cancer. Cancer 70:1355 – 1363
2. Cummings BJ (1992) Adjuvant radiation therapy for colorectal cancer. Cancer 70:1372 – 1383
3. Emami B, Lyman J, Brown A et al. (1991). Tolerance of normal tissue to therapeutic irradiation. Int J Radiat Oncol Biol Phys 21:109 – 122
4. Marks G, Mohiuddin MM, Masoni L et al. (1990) High-dose preoperative radiation and full-thickness local excision. Dis Colon Rectum 33:735 – 739
5. McCready DR, Ota DM, Rich TA et al. (1989) Prospective phase I trial of conservative management of low rectal lesions. Arch Surg 124:67 – 70
6. Minsky BD, Cohen AM, Enker WE et al. (1991) Sphincter preservation in rectal cancer by local excision and postoperative radiation therapy. Cancer 67:908 – 914
7. Otmezguine Y, Grimard L, Calitchi E et al. (1989) A new combined approach in the conservative management of rectal cancer. Int J Radiat Oncol Biol Phys 17:539 – 545

8. Papillon G, Gerard P (1990) Role of radiotherapy in anal preservation for cancers of the lower third of the rectum. Int J Radiat Oncol Biol Phys 19:1219–1220
9. Rich TA, Weiss DR, Mies C et al. (1985) Sphincter preservation in patients with low rectal cancer treated with radiation therapy with or without local excision or fulguration. Radiology 156:527–531
10. Rosenthal SA, Yeung RS, Weese JL et al. (1992) Conservative management of extensive low-lying rectal carcinomas with transanal local excision and combined preoperative and postoperative radiation therapy. Cancer 69:335–341
11. Roth SL, Horiot JC, Calais G et al. (1989) Prognostic factors in limited rectal cancer treated with intracavitary irradiation. Int J Radiat Oncol Biol Phys 16:1445–1451
12. Willet CG, Tepper JE, Donnelly S et al. (1989) Patterns of failure following local excision and postoperative radiation therapy for invasive rectal adenocarcinoma. J Clin Oncol 7:1003–1008

Anmerkung der Herausgeber: Weitere vorläufige Ergebnisse über die lokale Exzision in Kombination mit Radiotherapie wurden 1992 publiziert:

Jessup JM, Bothe A Jr, Stone MD, Gray C, Bleday R, Busse PM, Huberman M, Mayer RJ, Steele G Jr (1992) Preservation of sphincter function in rectal carcinoma by a multimodality treatment approach. Surg Oncol Clin North Am 1:137–145
Minsky BD (1993) Clinical experience with local excision and postoperative radiation therapy for rectal cancer. Dis Colon Rectum 36:405–409
Ota DM, Skibber J, Rich TA (1992) M. D. Anderson Cancer Center experience with local excision and multimodality therapy for rectal cancer. Surg Oncol Clin North Am 1:147–152
Summers GE, Mendenhall WM, Copeland III EM (1992) Update of the University of Florida experience with local excision and postoperative radiation therapy for the treatment of early rectal carcinoma. Surg Oncol Clin North Am 1:125–130
Wood WC, Willet CG (1992) Update of the Massachusetts General Hospital experience of combined local excision and radiotherapy for rectal cancer. Surg Oncol Clin North Am 1:131–136

VI. Zusammenfassung

Merksätze

P. Hermanek und G. P. Marzoli

Als lokale Therapie des invasiven Karzinoms des mittleren und unteren Rektumdrittels in kurativer Intention werden endoskopische Polypektomie und chirurgische lokale Exzision zusammengefaßt.

Die Diagnose eines invasiven Rektumkarzinoms sollte heute nicht mehr die automatische Indikation zu einer radikalen Resektion (Entfernung des Tumors durch Darmresektion weit im Gesunden mit systematischer Lymphadenektomie) bedeuten, vielmehr sollte jeweils geprüft werden, ob die Möglichkeit einer lokalen Therapie besteht. Die Einhaltung strikter Regeln und strenger Selektion ist hierbei unerläßlich. Das Vorgehen wird nachstehend in 10 Merksätzen zusammenfassend dargestellt.

Merksatz 1: Klinische Präselektion

Für eine lokale Therapie kommen Tumoren mit folgenden Kriterien in Frage:

- keine Ulzeration unter das Schleimhautniveau,
- Größe des infiltrativen Karzinoms ≤ 3 cm (unbeschadet der Größe eines umgebenden Adenomanteils)
- keine Stenose,
- klinisches Stadium I und II nach Mason,
- Endosonographiebefund uT1 (bis 2) und uN0

Nach lokaler Therapie entscheidet die sorgfältige histologische Untersuchung des entfernten Tumors über das weitere Vorgehen.

Merksatz 2: Methoden der lokalen Therapie in kurativer Intention

Verfahren der Wahl sind die endoskopische Polypektomie und die Vollwandexzision (disc excision).

Die submuköse Exzision soll heute in der Regel *nur bei Diagnose eines benignen Adenoms* vorgenommen werden. Ergibt sich dann überraschend doch ein frühes Karzinom, das komplett entfernt wurde und bei dem die übrigen Selektionskriterien gegeben sind, kann auch dieser Eingriff als akzeptabel und hinreichend gelten.

Vorwiegend bei größeren Tumoren gewinnt die mikrochirurgische Technik nach Bueß zunehmend an Bedeutung.

Merksatz 3: Operationszugang

Bei lokaler Exzision (disc excision) kann der Zugang peranal, transsakral (Kraske) oder transperineal (Mason) erfolgen.

Merksatz 4: En-bloc-Operation

Bei endoskopischer Polypektomie und lokaler Exzision (disc excision) muß der Tumor in *einem* Stück entfernt werden. Nur dann ist eine zuverlässige Beurteilung durch den Pathologen gewährleistet.

Merksatz 5: Definitive Selektion

Die definitive Entscheidung, ob die lokale Therapie zur Behandlung ausreicht, erfolgt aufgrund der pathohistologischen Befunde am entfernten Tumor.

Die lokale chirurgische Therapie ist ausreichend bei
- pT1 (Invasion nur der Submukosa),
- Low-risk-Histologie (G1, 2 *und* L0).

Eine postoperative Nachbehandlung ist hierbei nicht erforderlich.

Eine alleinige lokale chirurgische Therapie ist auch möglich bei
- pT2 mit Invasion nur der inneren Muscularis propria,
- Low-risk-Histologie.

Diese Gruppe von Tumoren verlangt eine ausführliche Diskussion mit dem Patienten.

Merksatz 6: Indikation zur radikalen Resektion

Nach primärer lokaler Resektion oder endoskopischer Polypektomie ist eine radikale Resektion angezeigt bei

- inkompletter Entfernung des Karzinoms,
- L1,
- G3, 4,
- Invasion der äußeren Muscularis propria oder noch weiterreichender Invasion.

**Merksatz 7: Allgemeine Voraussetzungen der lokalen Therapie
in kurativer Intention**

1. Sorgfältige klinische Präselektion einschließlich Endosonographie
2. Aufklärung des Patienten

3. Subtile Methodik und Erfahrung des Chirurgen
4. Sorgfältige Behandlung des lokal entfernten Tumors zwischen Entnahme und Eintreffen im pathologischen Laboratorium
5. Ausreichende Information des Pathologen
6. Sorgfältige standardisierte histologische Untersuchungsmethodik
7. Standardisierte pathohistologische Begutachtung
8. Regelmäßiges Follow-up.

Merksatz 8: Vorteile der lokalen Therapie in kurativer Intention

- Operationsletalität nahezu Null
- Hohe Lebensqualität
- Hervorragende Ergebnisse, sofern sorgfältige Selektion.

Merksatz 9: Stellenwert der kurativen lokalen Therapie

Die lokale Therapie ist eine ausreichende und erfolgreiche kurative Behandlung sorgfältig ausgewählter Patienten mit invasivem Rektumkarzinom und kommt derzeit bei maximal 10% der Patienten in Frage.[1]

Merksatz 10: Offene Fragen

- Ausweitung der Indikation bei neoadjuvanter bzw. adjuvanter simultaner Radiochemotherapie?
- Molekulargenetische Methoden zur Selektion geeigneter Patienten?

Weiterführende Literatur

Cooper HS, Slemmer JR (1991) Surgical pathology of carcinoma of the colon and rectum. Semin Oncol 18:367–380
Jessup JM (Guest ed) (1992) Conservative treatment of rectal carcinoma. Surg Oncol Clin North Am 1:1–156
Symposium Local Curative Treatment of Rectal Cancer (1991) Int J Colorect Dis 6:65–96

---

[1] Nach den Daten der freiwilligen Qualitätssicherung Baden-Württemberg 1991, an der sich 146 chirurgische Kliniken und Abteilungen beteiligten, wurden 4,3% der Rektumkarzinome lokal behandelt [Scheibe O (1993) Arbeitsgruppe Chirurgie, ÄBW Ärzteblatt Baden-Württemberg 48:149–150].

Neue Einzelpublikationen

Hagmüller E, Nagel M, Saeger H-D (1992) Die lokale Tumorexzision im Rektum. Chirurgische Technik und Indikation. Coloproctology 14:133–138
Kyzer S, Bégin LR, Gordon PH, Mitmaker B (1992) The care of patients with colorectal polyps that contain invasive adenocarcinoma. Endoscopic polypectomy or colectomy? Cancer 70:2044–2050
Said S, Pichlmaier H (1992) Minimal invasive Chirurgie des Rektums. Zentralbl Chir 117:489–494

Sachverzeichnis

Springer-Verlag und Umwelt

Als internationaler wissenschaftlicher Verlag sind wir uns unserer besonderen Verpflichtung der Umwelt gegenüber bewußt und beziehen umweltorientierte Grundsätze in Unternehmensentscheidungen mit ein.

Von unseren Geschäftspartnern (Druckereien, Papierfabriken, Verpackungsherstellern usw.) verlangen wir, daß sie sowohl beim Herstellungsprozeß selbst als auch beim Einsatz der zur Verwendung kommenden Materialien ökologische Gesichtspunkte berücksichtigen.

Das für dieses Buch verwendete Papier ist aus chlorfrei bzw. chlorarm hergestelltem Zellstoff gefertigt und im pH-Wert neutral.